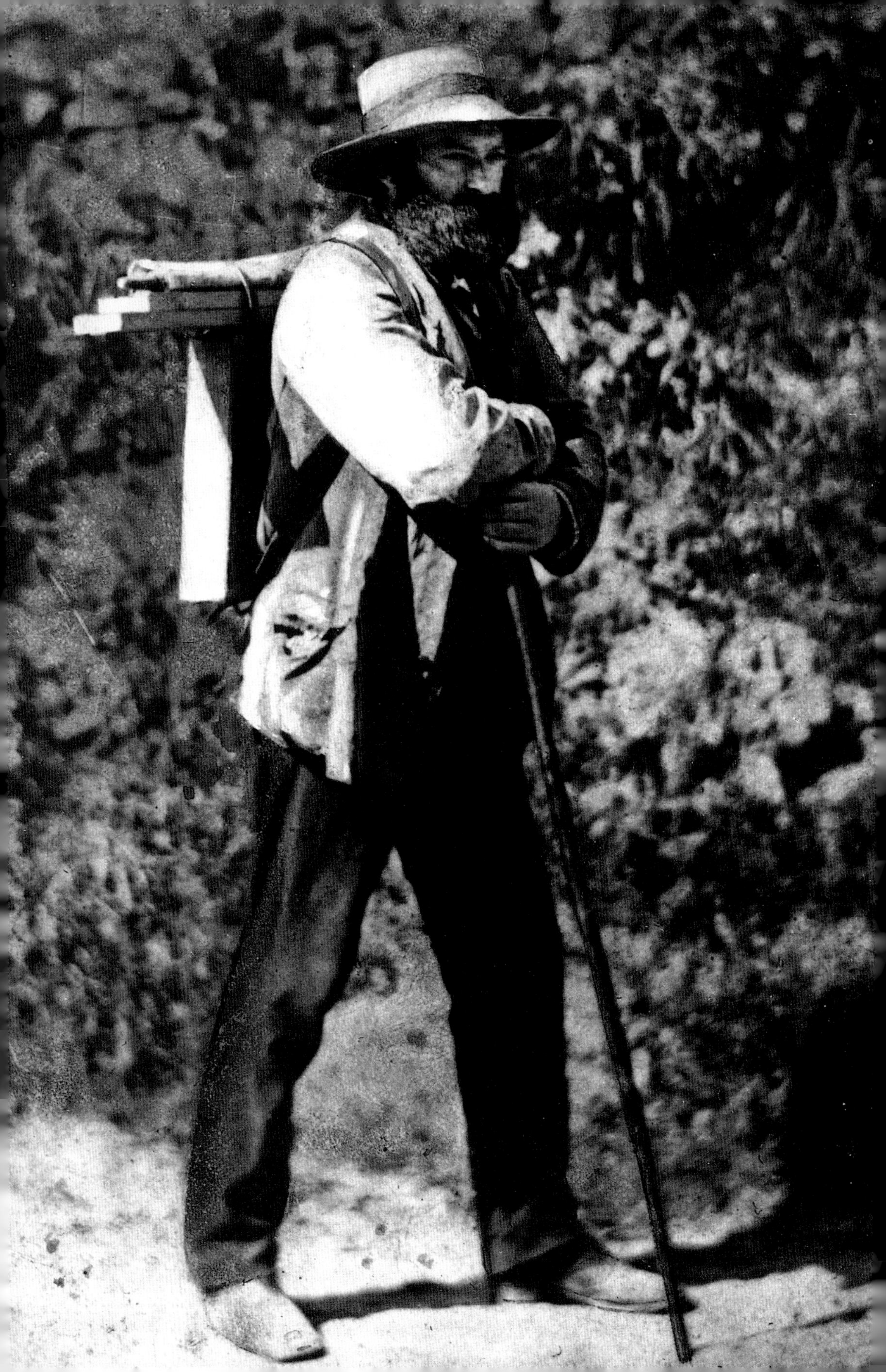

Evmarie Schmitt

Cézanne in der Provence

Prestel

München · New York

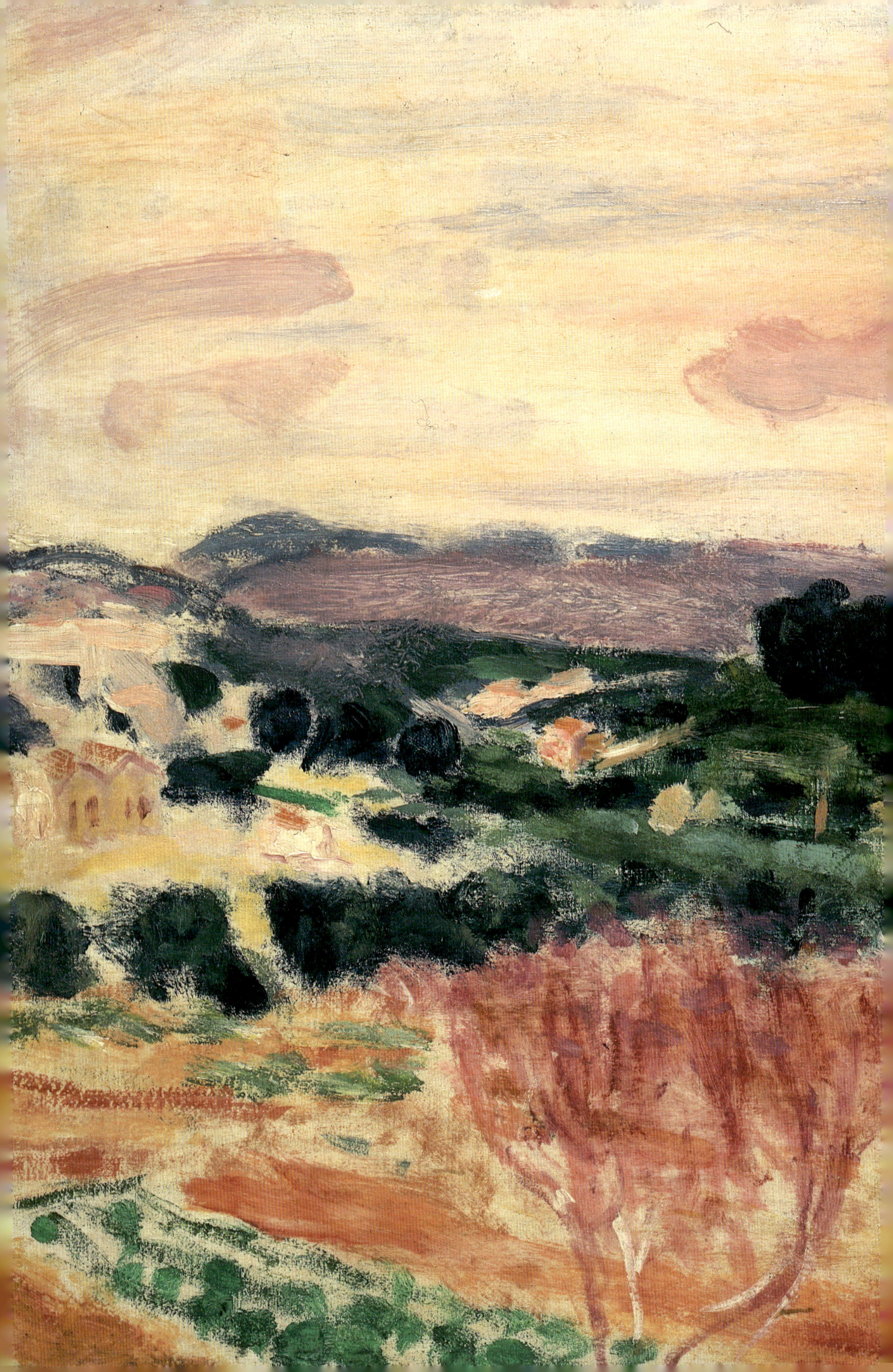

Inhalt

Landschaft, gesehen von Gardanne aus, 1885-86, Detail

»Der Gedanke der Provence ...«

»Der Gedanke der Provence schlummert unter den Olivenbäumen, die kräftige Landschaft umringt ihn, der Duft der Pinien strahlt ihn aus, die Sonne preist ihn ... Doch eines Tages habe ich diesen Gedanken, den die rote Erde, die Felsen, die leuchtenden Pinien, die Ebenen und die Hügel an tausend Stellen zerstreut und verworren verbergen, eines Tages habe ich ihn plötzlich wahrgenommen, als ich die Gemälde Cézannes betrachtete. Aus ihnen sprang er auf einmal in starker Ganzheit hervor, in seiner einzigartigen Pracht, die zugleich ländlich und mystisch ist, denn er herrscht in großartiger Wirklichkeit über das ganze Werk dieses von der Klarheit ergriffenen Malers. Die provenzalische Seele, ... der Glaube, ... werden uns ebenfalls von Paul Cézanne vermittelt, indem er uns in seine Betrachtungen einweiht und uns diese Seele und diesen Glauben in einer Art leuchtenden Heiligkeit enthüllt, von der seine Landschaften durchdrungen sind. Die gequälte oder beschauliche Gestalt der Felsen, das rote Blut, das er leidenschaftlich über die zerrissene Erde fließen läßt, die gewichtvolle Schwere der Horizonte, die Flammen des Meeres, die Träume der Gewässer, die Sanftmut und Keuschheit der Linien, die sich in seinen Bildern mit herber Zärtlichkeit verflechten, die Ernten, die von der Sonne verbrannt werden, der Fluß, dem badende Kinder entsteigen, und endlich die Luft, die Luft, die sich erinnert, die denkt, die weiß, die will ..., alle diese edlen, von ihm erweckten Formen rufen in uns so etwas wie ein religiöses Gefühl hervor, denn sie lassen uns ahnen, daß, wie in biblischen Zeiten, Worte von den Bäumen und den Steinen springen werden, daß alles den Retter erwartet, daß die Welt einen Meister ersehnt, daß die provenzalische Seele in einen von uns hinabsteigen will.«[1]

Mit diesen Zeilen feierte Joachim Gasquet nicht nur eine der bedeutendsten Kulturlandschaften im Süden Frankreichs, sondern auch den Maler, der ihr zu ihrem wahren Ausdruck verholfen hat. Die majestätische Monumentalität, mit der Cézanne die sanften Hügelketten, die bizarren Felsformationen, die weiten Ebenen und kargen Plateaus wiedergab, war für den Dichter Gasquet gleichsam eine Offenbarung.

Das Meer bei L'Estaque, 1895-98

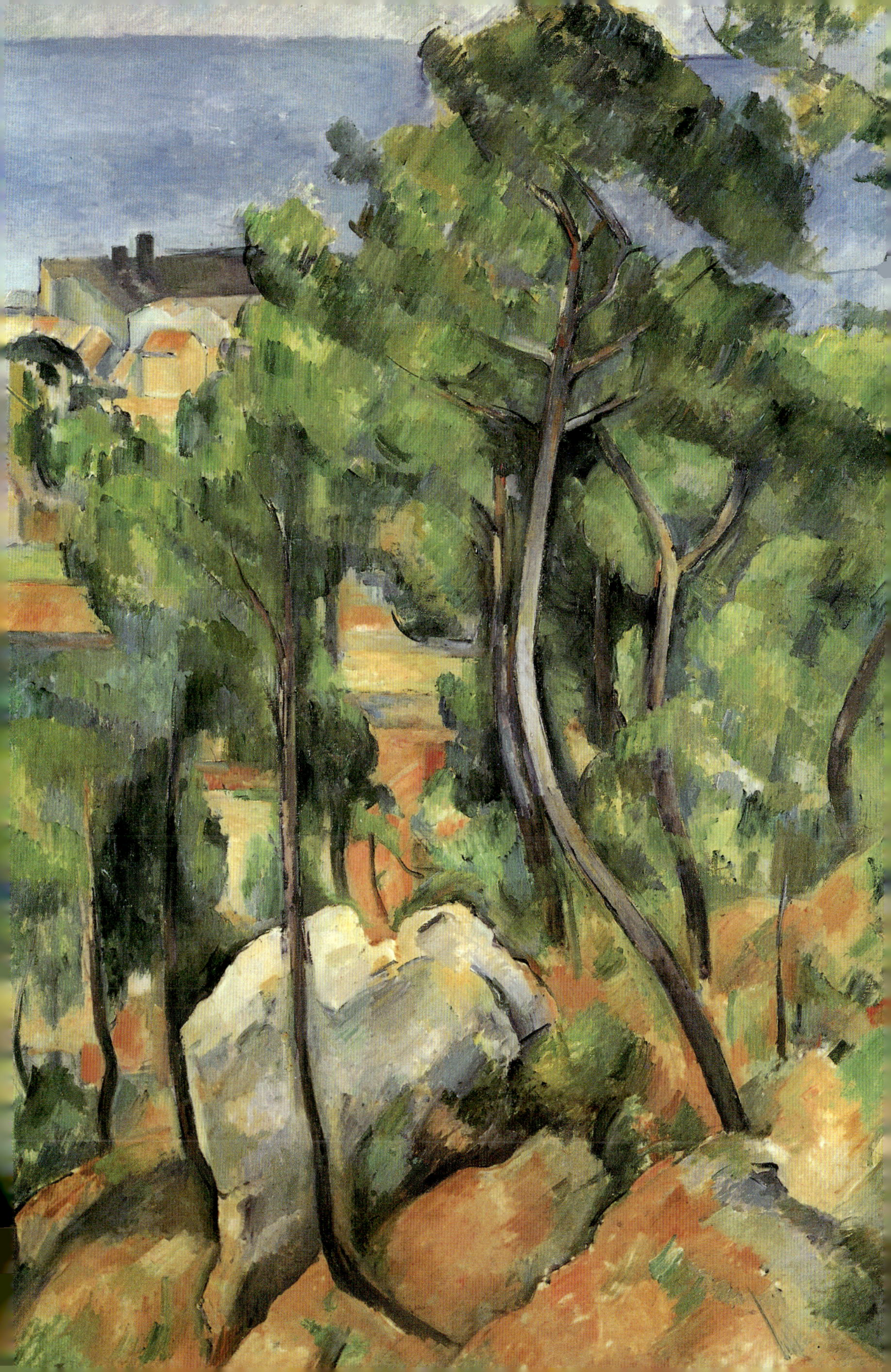

Die Provence übte auf Paul Cézanne zeitlebens eine ganz besondere Anziehungskraft aus, der es im folgenden nachzuspüren gilt. Vor allem die Landschaften rund um das elterliche Anwesen, aber auch die Küste bei Marseille, die Dörfer in der Umgebung von Aix-en-Provence, die Berggruppe des Mont Sainte-Victoire, alle diese Orte lieferten ihm immer wieder entscheidende Bildmotive auf seiner Suche nach einem gültigen Ausdruck in seiner Malerei. Zugleich läßt sich an ihnen eine stilistische Entwicklung verfolgen, die, ausgehend von den frühen, pastosen und dunkeltonigen Landschaften der sechziger Jahre bis hin zum reifen Alterswerk der Jahrhundertwende führt.

Seine glücklich verbrachte Jugendzeit, in der er mit seinen Freunden Emile Zola und Jean-Baptiste Baille die Umgebung seiner Heimatstadt Aix-en-Provence durchstreifte, diente ihm als Kraftquelle, aus der er sein ganzes Leben lang schöpfte: »... es ist

Berge in der Provence, 1886-90

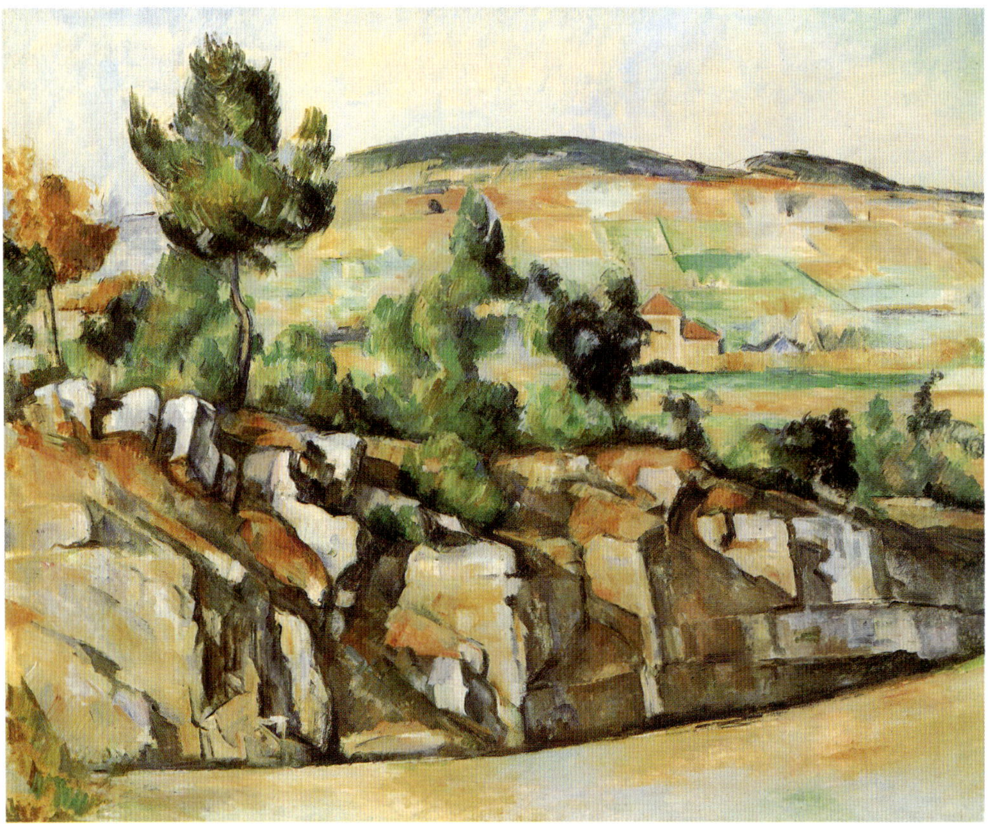

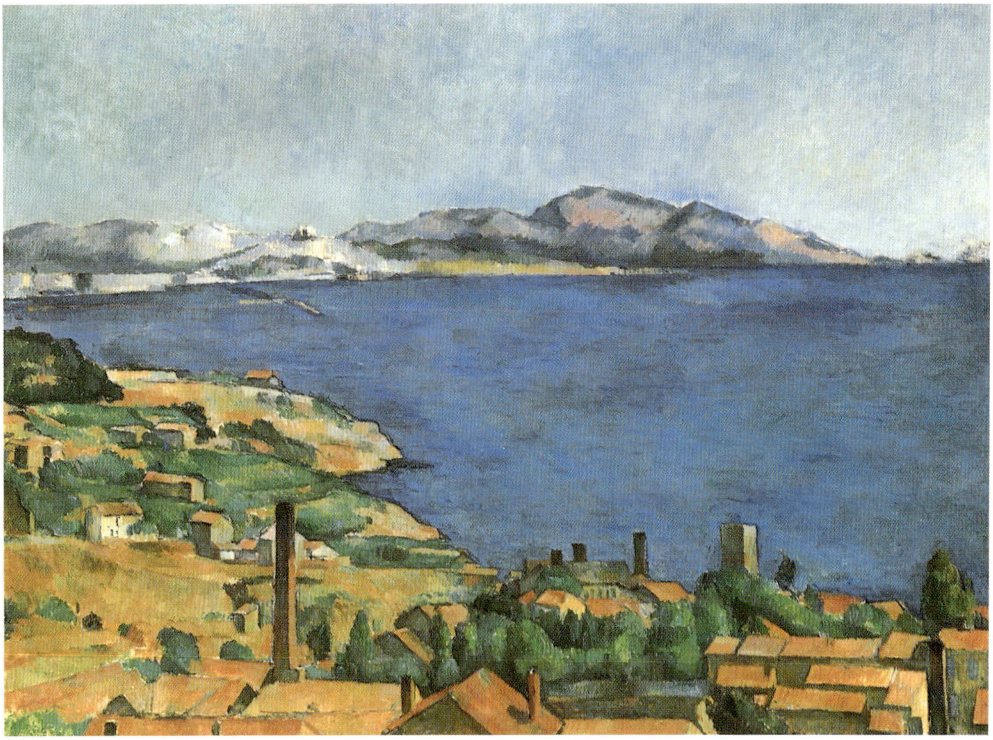

Die Bucht von Marseille, von L'Estaque aus gesehen, um 1885

Seite 10/11: Provenzalische Landschaft, um 1878

unmöglich, nicht tief gerührt zu sein, wenn man an jene schöne, vergangene Zeit denkt, an jene Atmosphäre, die wir eingeatmet haben, ohne uns dessen bewußt zu sein, und die zweifellos die Ursache des Geisteszustandes ist, in dem wir uns gegenwärtig befinden ...«[2]

Das intensive, südliche Licht, die Berge und Hügel, die an Hänge geschmiegten Dörfer kamen seiner Suche nach Beständigkeit und Wahrheit entgegen: »Der Himmel und die unvergänglichen Dinge der Natur ziehen mich immer an und bieten mir Gelegenheit, mit Freude zu sehen.«[3]

Tatsächlich besitzt die Landschaft der Provence nicht nur eine besondere Beständigkeit, da sie ihr Gesicht im Laufe der Jahreszeiten relativ wenig verändert, sondern sie ist auch eine sehr alte Kulturlandschaft. Im ersten Jahrtausend vor Christus besiegten die Kelten den ersten namentlich bekannten Volksstamm, der hier seit Ende der Bronzezeit heimisch war, die Ligurer. Auch die

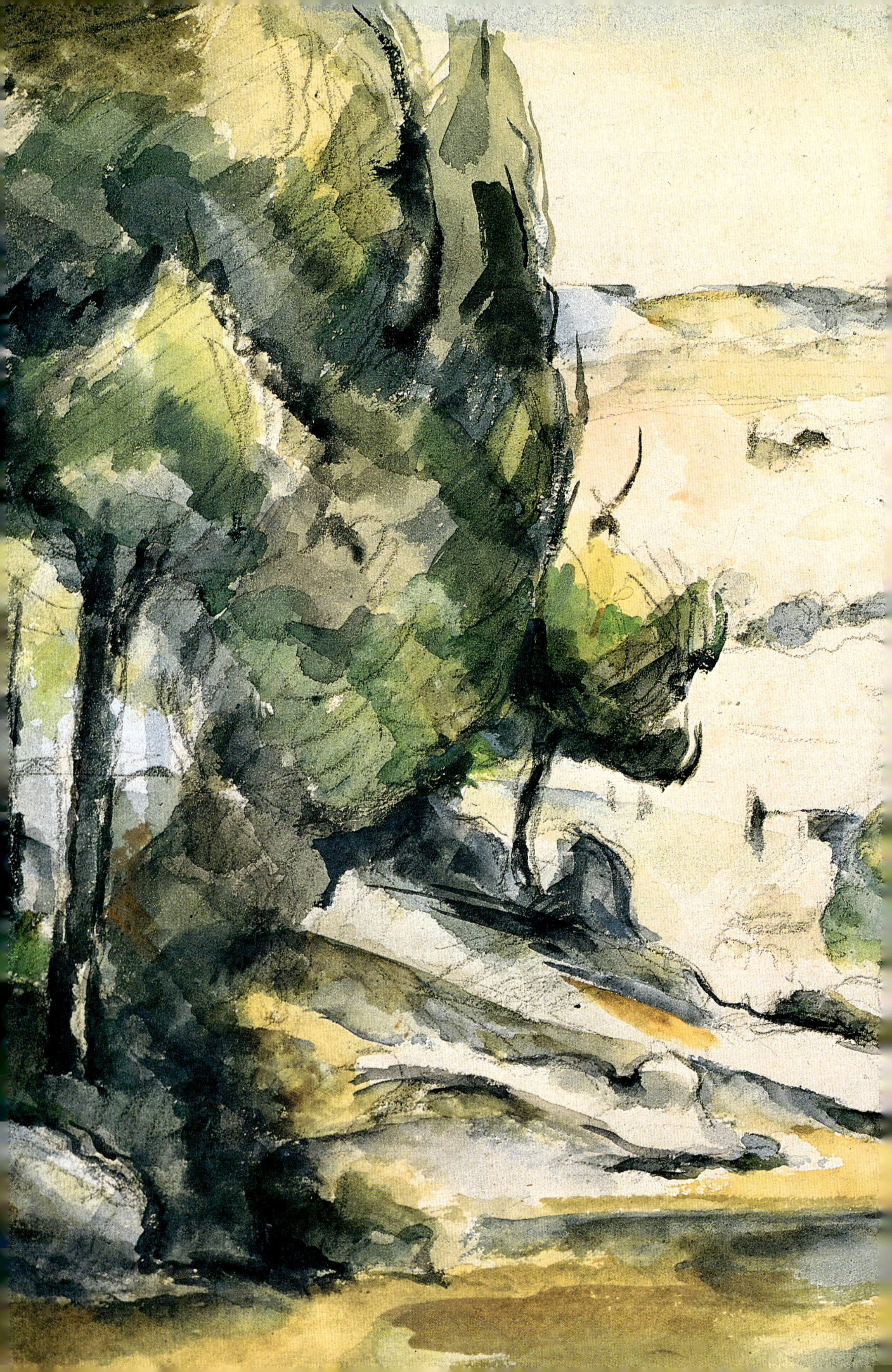

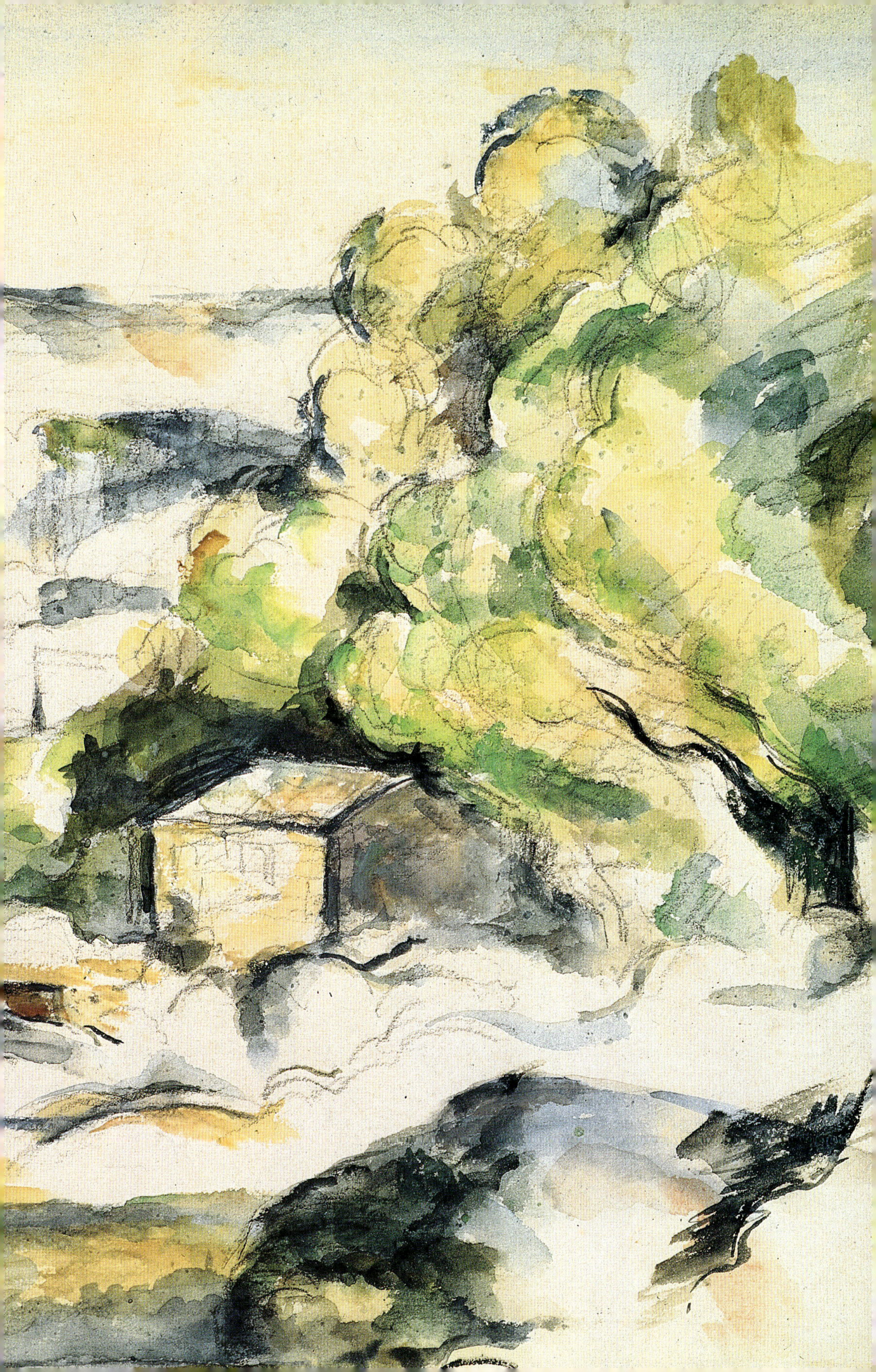

an der Küste siedelnden seefahrenden Griechen wurden von den Kelten bedrängt und riefen deshalb die benachbarten Römer zu Hilfe. 123/122 vor Christus fand der entscheidende Kampf statt; der Sieg der Römer leitete die Romanisierung des Landes ein, der wohl prägendste Einfluß, dem die Gegend je ausgesetzt war. Noch heute kann man eine Vielzahl römischer Ruinen besichtigen. Nach einer kulturellen und wirtschaftlichen Blütezeit unter dem Schutz der Pax Romana (Römischer Landfriede) beherrschten seit der Völkerwanderung im 5. und 6. Jahrhundert wechselnde Machthaber die Provence. Schließlich gehörte sie zum Heiligen Römischen Reich Deutscher Nation, das sie im 13. Jahrhundert dem französischen Königsgeschlecht der Anjou als Grafschaft überließ. Die statthaltenden Grafen erreichten eine weitgehende Unabhängigkeit vom Deutschen Reich und unter René d'Anjou (1434–80), dem ›guten König‹, erlebte die Provence endlich wieder eine Blütezeit. Renés Nachfolger, Karl III. von Maine, vermachte sie 1481 testamentarisch dem französischen Königreich. Damit sank die Landschaft tatsächlich zur Provinz herab, was die Bevölkerung mit einer intensiven Pflege der heimischen Sitten und einer latenten Verweigerungshaltung gegenüber dem französischen Königshaus beantwortete. Die blutigste Periode in ihrer Geschichte erlebten die Provenzalen in den Religionskriegen des 16. und 17. Jahrhunderts. Ein Friedensabkommen wurde jedoch erst 1787 mit dem ›Protestantenerlaß‹ erzielt.

Der mit zunehmendem Alter menschenscheu werdende Maler kehrte immer wieder in seine Heimat zurück, obwohl ihm der Aufenthalt in der Metropole Paris zeitweilig unerläßlich schien. Nur in der Provence konnte er sich ganz auf sich selbst und die vertraute Landschaft zurückziehen. So entstanden zahlreiche Darstellungen mit immer wiederkehrenden Motiven, die die kulturelle Kontinuität dieses Landstrichs mit seiner lebendigen Präsenz über Jahrtausende hinweg erfahrbach machen: »... Zum Schlusse sage ich Ihnen, daß ich mich immer noch mit der Malerei beschäftige und daß es aus dieser Gegend, die noch keinen Darsteller gefunden hat, der den von ihr entfalteten Reichtümern gewachsen wäre, wahre Schätze heimzutragen gäbe.«[4]

Glückliche Tage der Jugend

In Aix-en-Provence, der Hauptstadt des ehemals selbständigen Königreiches Provence, erblickte Paul Cézanne am 19. Januar 1839 als Sohn des Hutmachers Louis-Auguste Cézanne das Licht der Welt; der Familienname leitete sich von einem Dorf in der Nähe Briançons ab. Seine Mutter Anne-Elisabeth Aubert, eine Angestellte im Laden des Hutmachers, war mit dem Vater ihres Kindes nicht verheiratet. Das schien beiden keine ernsthaften Probleme zu bereiten, denn zwei Jahre später vergrößerten sie ihre Familie noch um ein Mädchen namens Marie. Erst 1844, als Paul zur Schule kam, heirateten die Eltern. Die zweite Schwester, Rose, wurde 1854 ehelich geboren.

Louis-Auguste hatte sich bald zum Geschäftsinhaber des florierenden Hutladens emporgearbeitet, und als 1848 die Aixer

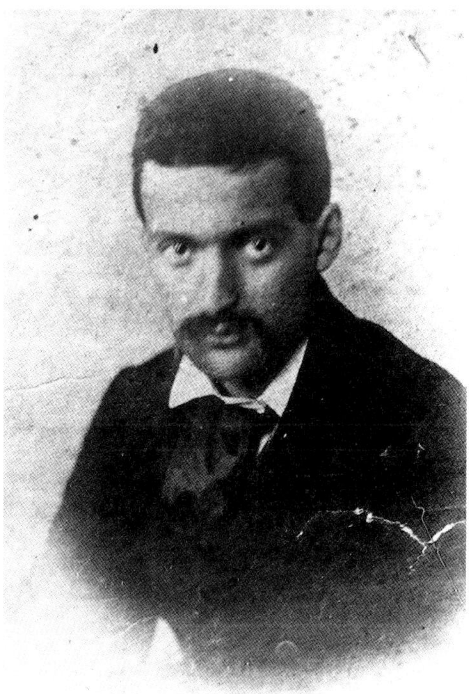

Paul Cézanne im Alter von 22 Jahren

Bank Bargès zusammenbrach, gründete er mit seinem Kollegen Cabassol, dem damaligen Kassierer, die neue ›Banque Cézanne et Cabassol‹.

Da die Familie Cézanne nun zu den wohlsituierten Bürgern der Stadt gehörte, wechselte Sohn Paul 1852 von der Jesuitenschule École de Saint-Joseph auf das nun angemessene Collège Bourbon, wo er Emile Zola kennenlernen sollte.

Emiles Vater, ein Ingenieur, der in Aix einen Staudamm zur Wasserversorgung plante, jedoch noch während der Bauarbeiten starb, stammte aus Italien. Das stempelte den Sohn im fremdenfeindlichen Aix zum Außenseiter. Paul war mutig genug, den Schwächeren gegen die Angriffe der spottenden Mitschüler zu verteidigen. So entstand seine tiefe Freundschaft zu dem späteren Dichter. Jean-Baptiste Baille, der Sohn des Wirtes, gesellte sich zu den beiden hinzu. Alle drei begeisterten sich für Kunst und Literatur und planten eine – wenn möglich gemeinsame – künstlerische Zukunft. Ausgedehnte Wanderungen in der Umgebung von Aix, zum Mont Sainte-Victoire oder zu den Ufern von Torse und Arc, wo sie gemeinsam badeten, gaben Gelegenheit, Lieblingsdichter und eigene Gedichte zu rezitieren. Briefzeichnungen lassen bereits Pauls frühes Interesse für die *Badenden* erkennen (Seite 16, 18). Er erlebte die glücklichste Zeit seines Lebens.

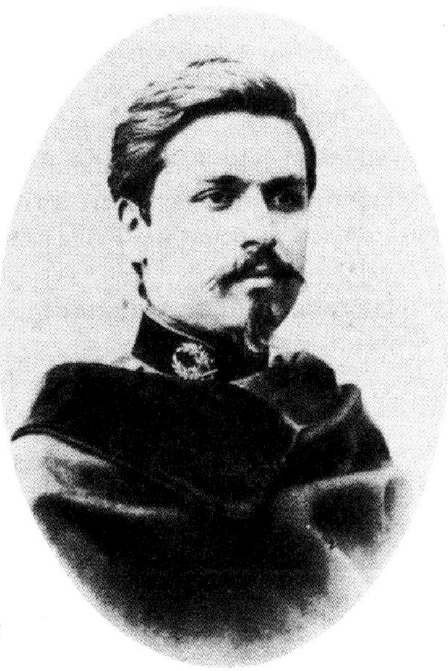

Jean-Baptiste Baille, Sohn des Gastwirts

Porträt von
Emile Zola, um 1862

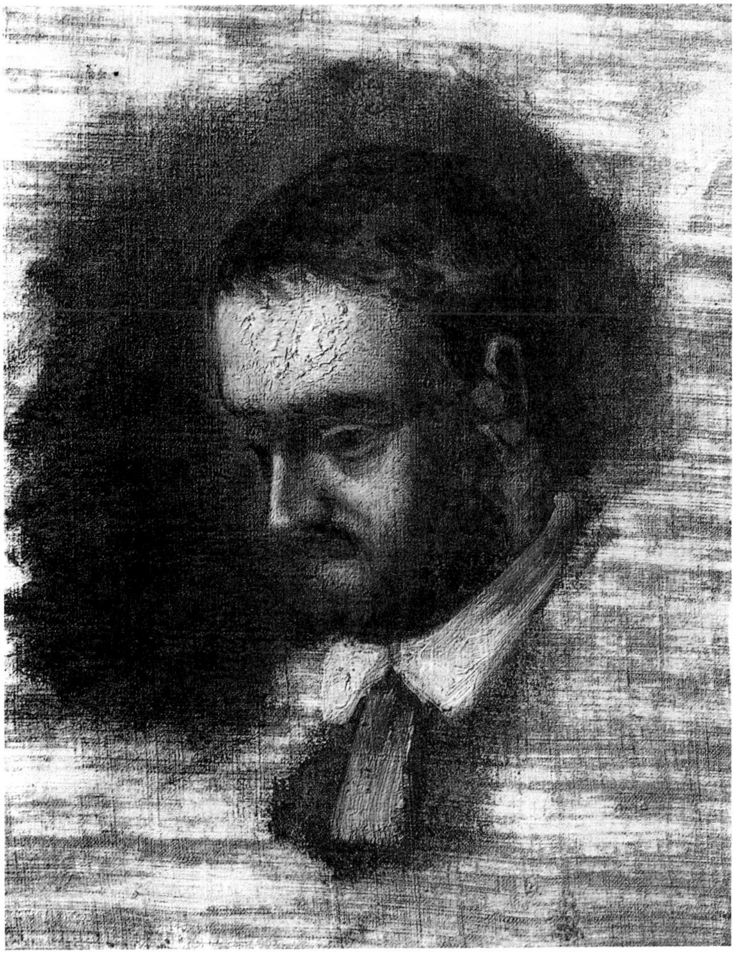

Unsre Seele, rein und hehr,
Schreitet zaghaft noch daher,
Und sie kennt den Abgrund nicht,
Wo sich jene Schlünde weiten,
In die soviel Opfer gleiten
Dieser wahrlich losen Zeiten.

Noch heg' ich Unschuld in der Brust,
Noch haben meine Lippen nicht
Den Kelch der Wollust je berührt,
Da jene trinken voller Lust,
Die von der Liebe sind verführt.[5]

In seinem Roman ›L'Œuvre‹ beschreibt Zola rückblickend diese unbeschwerte Jugendzeit: »Obwohl sie von ganz verschiedener Herkunft, ganz entgegengesetzte Naturen waren, lediglich im selben Jahr in einigen Monaten Abstand geboren, fühlten sie sich sofort einander für immerdar verbunden, zueinander hingezogen durch die geheime Verwandtschaft, die noch unbestimmte Qual

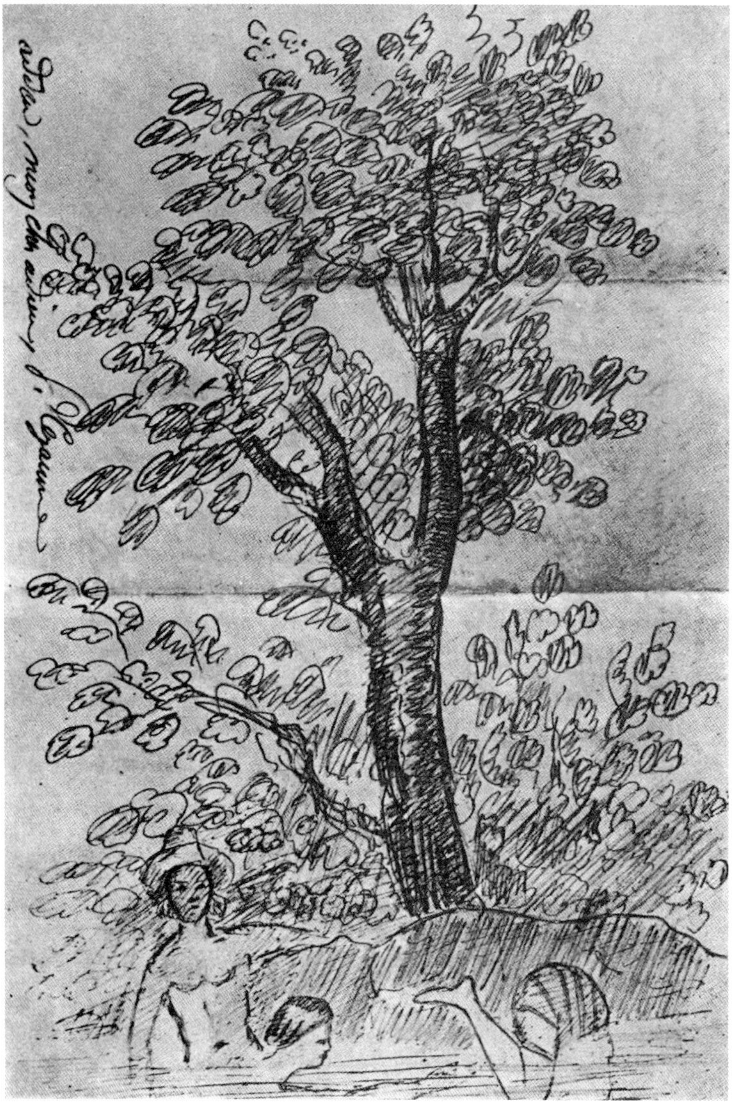

»... Und als sie eine Quelle mit vier Weiden,
die auf der blendend weißen Erde graue Flecken
bildeten, entdeckt hatten, verweilten sie dort,
bis die Sterne aufgingen, spielten dort die Dramen,
die sie auswendig konnten.«

Emile Zola, L'Œuvre

gemeinsamen Ehrgeizes, das Erwachen eines überlegenen Verstandes inmitten der rohen Horde abscheulicher Pennäler, von denen sie verprügelt wurden ... Schon in der Sexta, als sie noch ganz klein waren, hatten sich die drei Unzertrennlichen leidenschaftlich für lange Wanderungen begeistert. Die kürzeste Freizeit nutzten sie aus, gingen meilenweit, wagten sich immer weiter, je größer sie wurden, durchstreiften schließlich die ganze Gegend, machten richtige Reisen, die oft mehrere Tage dauerten ... Das war ein Fliehen weit fort aus der Welt, ein instinktives Anschmiegen an den Busen der guten Natur, ein unsinniges Schwärmen kleiner Lausbuben für die Bäume, die Wasser, die Berge, für diese grenzenlose Freude, allein und frei zu sein ... Mit knapp zwölf Jahren konnten sie schon schwimmen; und für ihr Leben gern patschten sie auf dem Grunde der Löcher, in denen sich das Wasser staute, im Schlamm herum, verbrachten dort ganze Tage splitternackt, ließen sich auf dem brennendheißen Sand trocknen,

Zeichnungen aus Cézannes Briefen an Emile Zola

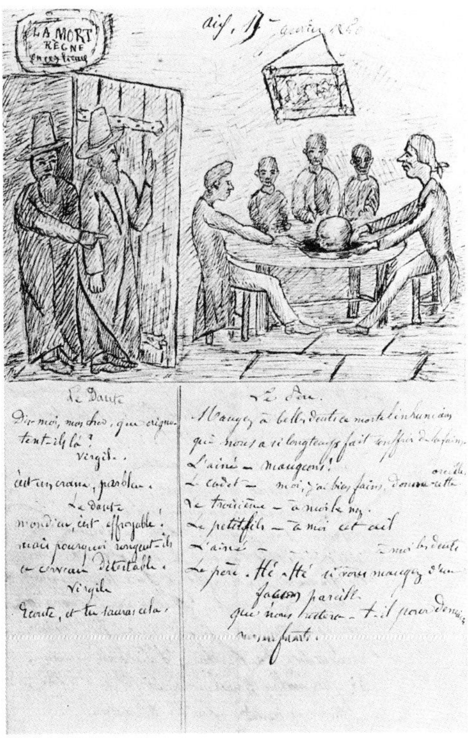

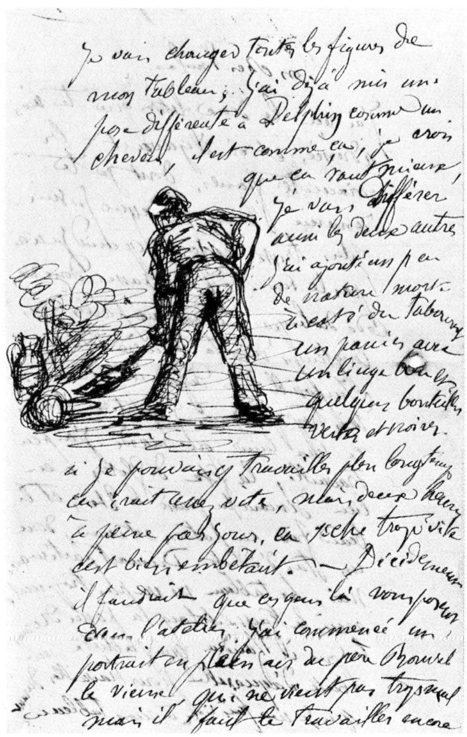

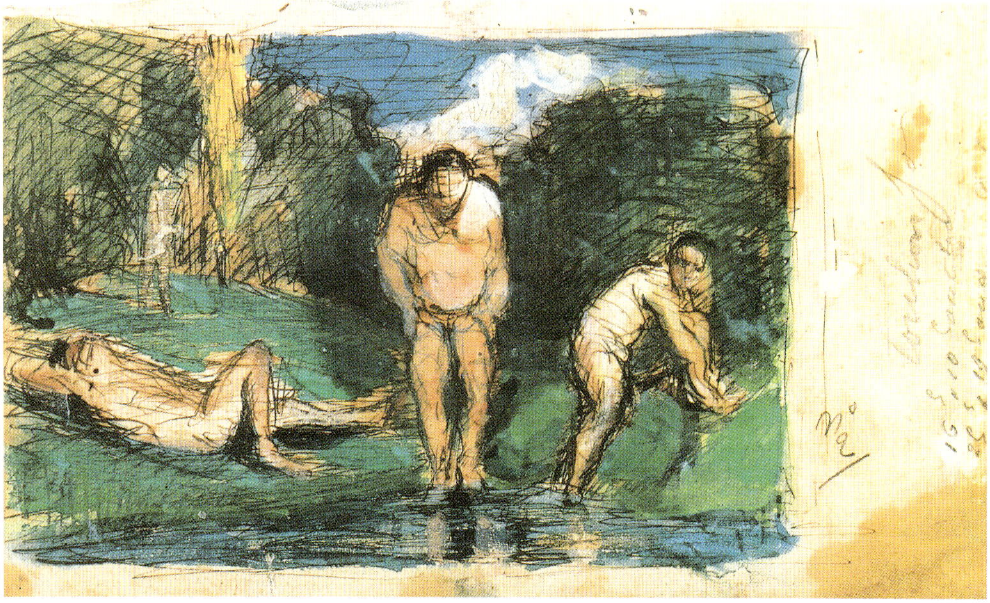

Badende am Ufer,
1874-76,
bemalte Postkarte

um dann wieder hineinzutauchen, lebten im Fluß, lagen auf dem Rücken, auf dem Bauch, durchstöberten das Gras der Uferböschungen, versanken bis zu den Ohren darin und spähten stundenlang nach den Verstecken der Aale aus ...«[6]

Die glückliche Jugendzeit endete 1858 schlagartig, als der Freund Emile Zola nach Paris zog. Dieser schrieb 1860 an Baille: »... Als wir drei einander zu Beginn des Lebens begegnet sind und – von einer unbekannten Kraft getrieben – einander bei der Hand ergriffen haben und schwuren, uns niemals zu trennen, da hat keiner von uns sich nach dem Reichtum und Besitz seiner neuen Freunde erkundigt. Was wir suchten, war der Reichtum des Herzens und des Geistes, vor allem aber jene Zukunft, welche unsere Jugend uns so verlockend vorspiegelte ...«[7]

Auf der Suche nach Anerkennung – zwischen Paris und Aix

Die Freiheit der Schwimmpartien und die ausgedehnten Streifzüge durch die heimatliche Umgebung ließen Paul Cézanne noch nicht das strenge Regiment seines Vaters spüren.

Louis-Auguste Cézanne war ein typischer Aufsteiger. Im Zuge seiner steilen Karriere vom Hutmacher zum Bankier drängte es ihn, seinem nun beinahe großbürgerlichen Lebensstil auch ein sichtbares Zeichen nach außen zu geben. So kaufte er 1859 etwas außerhalb von Aix einen Landsitz, den zur Zeit des Sonnenkönigs Ludwig XIV. der Gouverneur der Provence, Marquis de Villar, bewohnt hatte. Da dieser ehemalige Herrensitz ›Jas de Bouffan‹ – was soviel wie ›Haus des Windes‹ bedeutete – seit dem 18. Jahrhundert leer stand, muß er Louis-Auguste Cézanne jedoch ein recht verwahrlostes Bild geboten haben. Doch die Instandsetzung des gesamten Anwesens war ihm zu kostspielig, und so mußte die Familie mit nur einem Teil der Wohnfläche vorlieb nehmen.

Doch für Paul war dieser Landsitz sein eigentliches Elternhaus. Hier konnte er sich als ›unehelicher Sohn eines Emporkömmlings‹ den Verleumdungen der Kleinstädter entziehen. Oft verschwand er tagelang in seinem Atelier, das ihm der Vater einzurichten gestattete. Obwohl dieser den Ambitionen seines Sohnes, Maler zu werden, von Anfang an sehr kritisch gegenüber stand, erlaubte er ihm, den Salon des ›Jas‹ mit allegorischen Darstellungen der Jahreszeiten auszumalen. Merkwürdigerweise hat Cézanne diese um 1860 entstandenen Malereien mit ›Ingres, 1811‹ signiert. Sechs Jahre später fügte Cézanne das Porträt *Louis-Auguste beim Zeitunglesen* (Seite 21) hinzu. Gemäß seiner Autorität und dominanten Position in der Familie stand der Vater fortan im Zentrum der Ausmalung, umrahmt von den vier Jahreszeiten. Doch Aufträge dieser Art befriedigten den jungen Künstler in keiner Weise. Ihn drängte es vielmehr in die Kunstmetropole Paris, wo Zola bereits auf ihn wartete.

Doch der Vater schlug Pauls inständige Bitten immer wieder aus, was Zola später veranlaßte, eine seiner Romanfiguren, den unsympathischen François Mouret in der ›Eroberung von Plas-

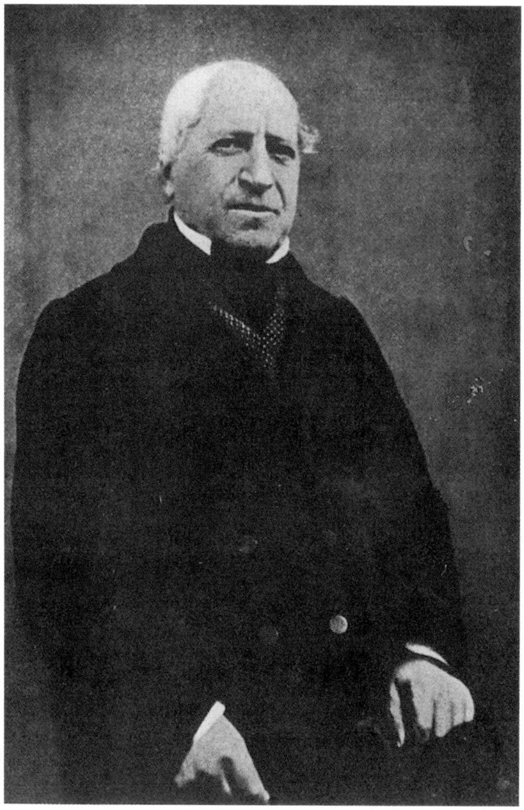

Porträt des Vaters Louis-Auguste Cézanne. Hier eine Photographie von Bulloz, rechts bei der Lektüre des »Evénement«, 1866

sans‹, nach dem Vorbild Cézannes Vater zu schaffen: »Den Typ von Cézanne nehmen. Spöttischer Spaßmacher, Republikaner, Bourgois, kalt, ängstlich, geizig. Bild des Inneren: er verweigert seiner Frau den Luxus usw. Auch ist er ein Schwätzer, der sich auf sein Vermögen stützt und sich über alle Welt mokiert.«[8]

Ebenso schonungslos zeichnet Zola das Bild von Aix-en-Provence, der Heimatstadt der Familie Cézanne: »Zweifellos ist es dem Mangel an Verbindungsstraßen zuzuschreiben, daß sich dieser Ort bis vor etwa zwanzig Jahren den frommen und aristokratischen Charakter der alten provenzalischen Städte besser bewahrt hat als irgendein anderer... Die Standesunterschiede blieben dort lange scharf betont durch die Trennung der einzelnen Stadtteile ... Wie um sich noch mehr abzusondern und abzuschließen, ist die Stadt von einem Gürtel alter Festungswälle umgeben, die den Ort heute nur düsterer und enger machen ... Mehrere Tore

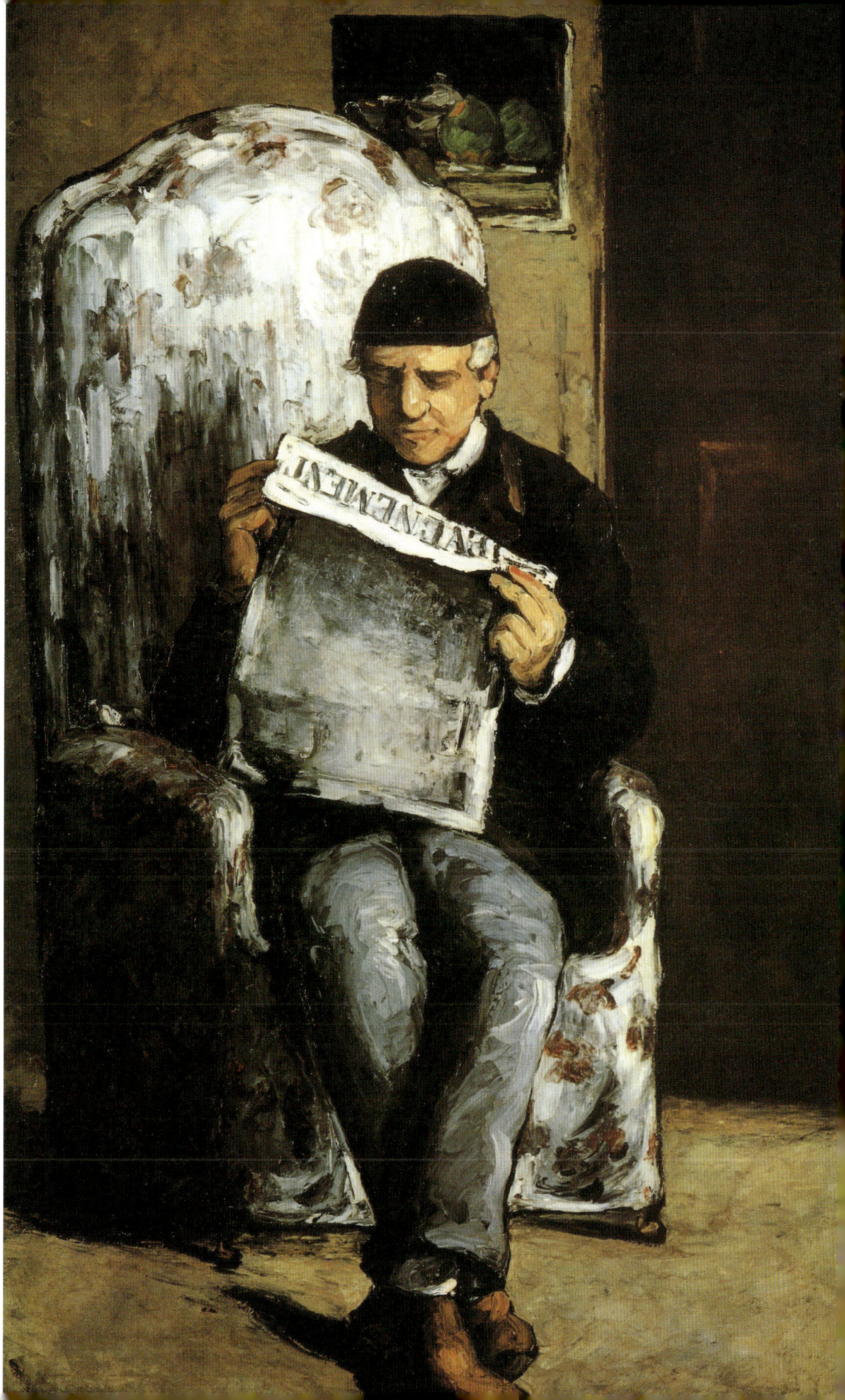

durchbrechen sie ... Im Sommer um elf, im Winter um zehn Uhr wurden diese Türen doppelt verschlossen. Hatte so die Stadt wie eine ängstliche Jungfer die Riegel vorgeschoben, dann schlief sie sorglos. Einem Wächter, der eines von den kleinen, in den Innenwinkeln jeden Portals gelegenen Pförtnerstübchen bewohnte, oblag es, den verspätet Eintreffenden aufzumachen. Das erforderte jedoch lange Verhandlungen. Der Wächter ließ die Leute erst ein, nachdem er durch ein Guckloch ihr Gesicht mit seiner Laterne beleuchtet und aufmerksam geprüft hatte. Gefiel man ihm nicht, so mußte man draußen übernachten. Der ganze Geist dieser Stadt, zusammengesetzt aus Feigheit, Eigennutz, Festhalten am Herkömmlichen, Haß gegen die Außenwelt und frommem Hang zu klösterlicher Abgeschiedenheit, drückte sich in diesem allabendlichen sorgfältigen Verschließen der Tore aus. Hatte sich Plassans gut eingeriegelt, so sagte es sich: ›Nun sind wir ganz unter uns!‹ mit der Zufriedenheit eines frommen Spießbürgers, der sein Abendgebet spricht und sich wohlig zu Bette legt ohne Angst um seinen Geldkasten und in der Gewißheit, von keinerlei Lärm geweckt zu werden. Ich glaube, es gibt keine zweite Stadt, die

Place des Prêcheurs, Aix-en-Provence, um 1900

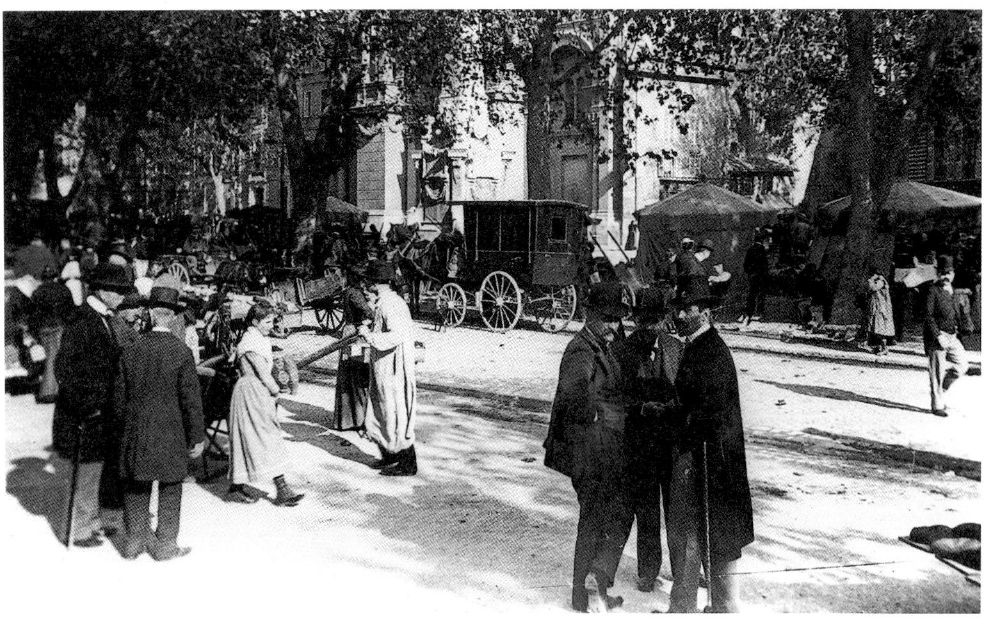

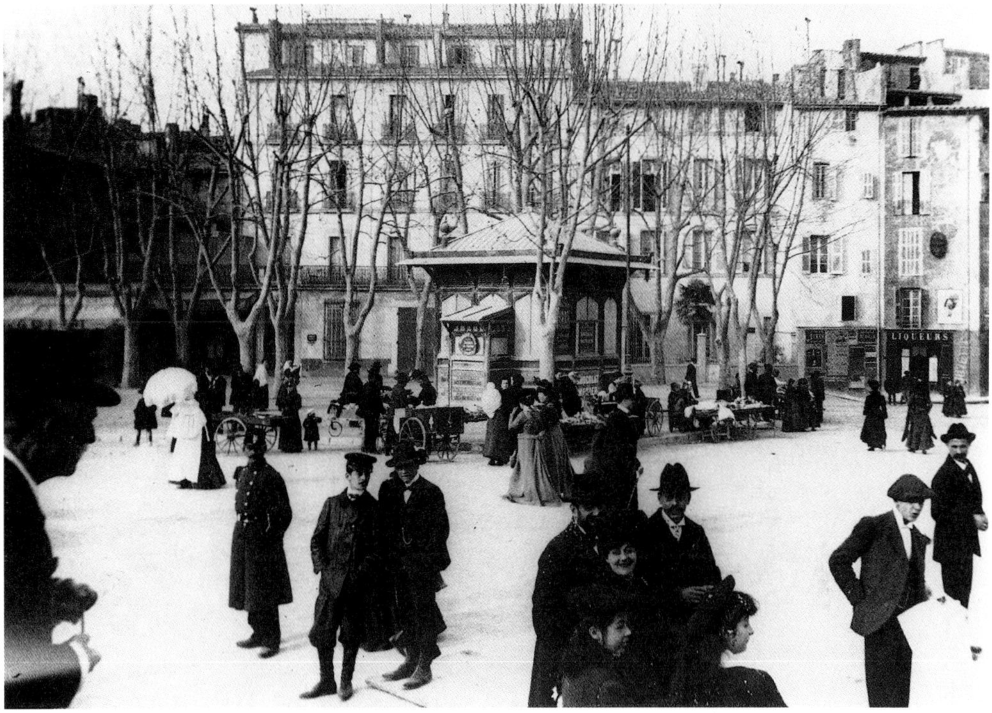

Der Musikpavillon, Place Jeanne d'Arc, Aix-en-Provence, um 1900

noch so lange eigensinnig an dem Brauch festgehalten hat, sich wie eine Nonne einzuschließen.«[9]

Zolas Kritik zielte auch auf die politischen und gesellschaftlichen Strukturen: »Selbst heute noch wird die Stimme des Volkes dort erstickt; das Bürgertum verwendet darauf seine Klugheit, der Adel seine stumme Verzweiflung, der Klerus seine verschlagene Schlauheit. Mögen Könige einen Thron für sich stehlen oder mögen Republiken entstehen, die Stadt bewegt das kaum. Man schläft in Plassans, wenn in Paris gekämpft wird … Die sehr zahlreichen Priester geben im Ort den politischen Ton an; da sind unterirdische Minen, Streiche im Dunkeln, eine geschickte und äußerst vorsichtige Taktik, die kaum alle zehn Jahre einen Schritt vorwärts oder rückwärts zu machen erlaubt. Diese heimlichen Kämpfe von Leuten, die vor allen Dingen jeden Lärm vermeiden wollen, verlangen einen ganz besonderen Scharfsinn, natürliche Begabung für das Kleine, die Geduld völlig leidenschaftsloser Menschen. Und daher ist das zaudernde Verhalten der Provinzler, über das man sich in Paris gern lustig macht, erfüllt von Verrat, heimtückischem Abwürgen, verborgenen Niederlagen und Siegen. Besonders, wenn ihre Interessen auf dem Spiele stehen, töten diese Biedermänner hinter verschlossenen Türen mit Nasenstübern, so wie wir in aller Öffentlichkeit mit Kanonenschüssen töten.«[10] In dieser kleinbürgerlichen Atmosphäre konnte Cézanne keine Unterstützung seiner künstlerischen Ambitionen erwarten.

Die frühen Briefe Cézannes zeugen nicht nur von der Sehnsucht nach seinem Freund Zola, sondern auch von seinem Schwanken zwischen Dichtung und Malerei – in vielen Briefen finden sich Verse von ihm – und seinem Unvermögen, eines von beidem tatkräftig in Angriff zu nehmen. Statt dessen fügte er sich dem Wunsch des Vaters und schrieb sich nach seinem Abitur 1859 – er bestand erst im zweiten Anlauf – für das Jurastudium an der Universität in Aix ein. Nebenbei besuchte er Zeichenkurse bei Gibert an der École Municipale de Dessin, in denen er einige seiner alten Schulkameraden wiedertraf. Das Studium und die Aussicht, den Rest seines Lebens in der Bank seines Vaters zu verbringen, verunsicherten ihn jedoch zunehmend. An Zola schrieb er hilfe-rufend:

Weh mir, ich schlug des Rechts gewundene Pfade ein,
›Ich schlug‹ ist nicht das Wort, man zwang mich, sie zu wählen;
Des Rechts, des grausen Rechts verknöchertes Gebein
Wird jetzt drei Jahre lang mein junges Leben quälen!
Ihr Musentöchter all, des Pindus und Parnaß,
Ist denn in meiner Not auf Euch wohl noch Verlaß?
Habt Mitleid doch mit mir, der unbarmherzig hart
Von Euerm Weihaltar hinweggerissen ward!
Des Mathematikers blutleere Sucherei
Und seine Stirn, so blaß von blinder Grübelei,
Daß sie dem Leichentuch des Auferstand'nen gleicht,
Hat zum Entsetzen Euch gewiß sehr schnell gereicht.
Doch der, der gar im Recht sucht seines Lebens Glück,
Von dem zieht Apollo sogleich die Hand zurück.
Oh, seht auf mich herab nicht so voll Ungeduld,
Denn größer ist mein Gram als etwa meine Schuld.
Hört meine Stimme fleh'n und zeigt Euch hilfsbereit,
Ich will auch dankbar sein bis in die Ewigkeit.[11]

Edouard Manet,
Bildnis Emile Zola, 1868.
Zola weilte bereits einige Jahre in Paris.

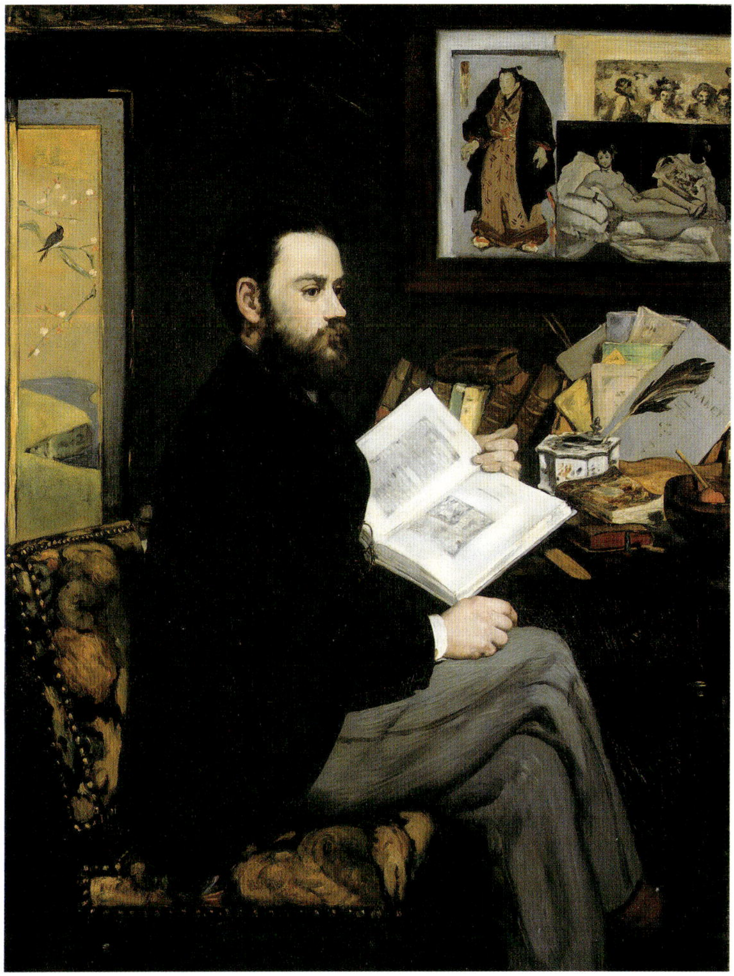

Bis 1861, als er Paul endlich nach Paris ziehen ließ, leistete der Vater den inständigen Bitten seines Sohnes hartnäckig Widerstand. Seinem Weltbild entsprechend bedeutete das Jurastudium eine solide Berufsbasis, und zudem bot eine Anstellung in seiner Bank vielversprechende Verdienstmöglichkeiten. Dagegen schien ihm ein Leben als Maler nicht nur in gewisser Weise anrüchig, sondern außerdem noch höchst unsicher. Möglicherweise hat sein Vater auf die Schüchternheit und Heimatverbundenheit seines Sohnes spekuliert, als er ihn endlich ziehen ließ. Auf jeden Fall sprach Paul, kaum in Paris angekommen, schon von der Rückkehr nach Aix. An den Jugendgefährten Joseph Huot schrieb er im gleichen Jahr: »Ich dachte, als ich Aix verließ, daß ich die Langeweile, die mich verfolgt, weit hinter mir lassen würde. Doch ich habe nur den Ort gewechselt, und die Langeweile ist mir gefolgt. Ich habe meine Eltern, meine Freunde, einige meiner Gewohnheiten zurückgelassen, und das ist alles ... Denke nicht, daß ich etwa Pariser werde ...«[12]

Nachdem er drei Jahre um diese Reise gekämpft hatte, kehrte Cézanne nach fünf Monaten praktisch unverrichteter Dinge wieder nach Aix zurück. Die Rückkehr in die Provinz war problematischer als erwartet. Auf Drängen seines Vaters arbeitete er wieder in der Bank, was ihm zunehmend unerträglich wurde. So blieb nur die erneute Flucht nach Paris. Doch diesmal gab er nicht nur dem Drängen seines Freundes Zola nach, sondern entschied sich

Männliche Aktstudien, die vermutlich nach Modellen der Académie Suisse zwischen 1863 und 1866 entstanden sind

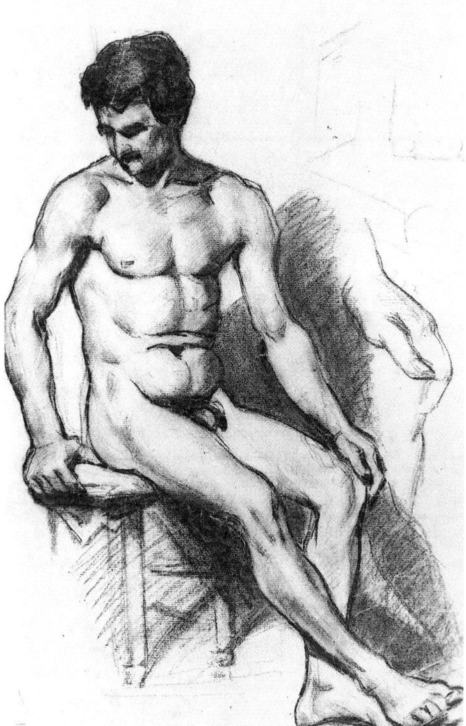

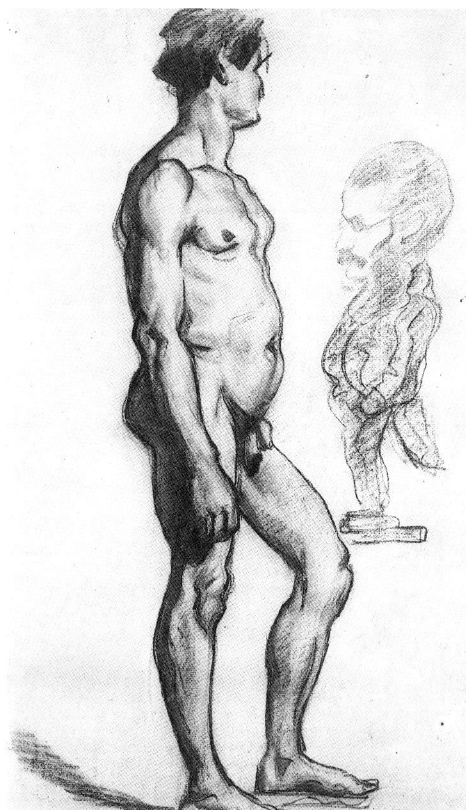

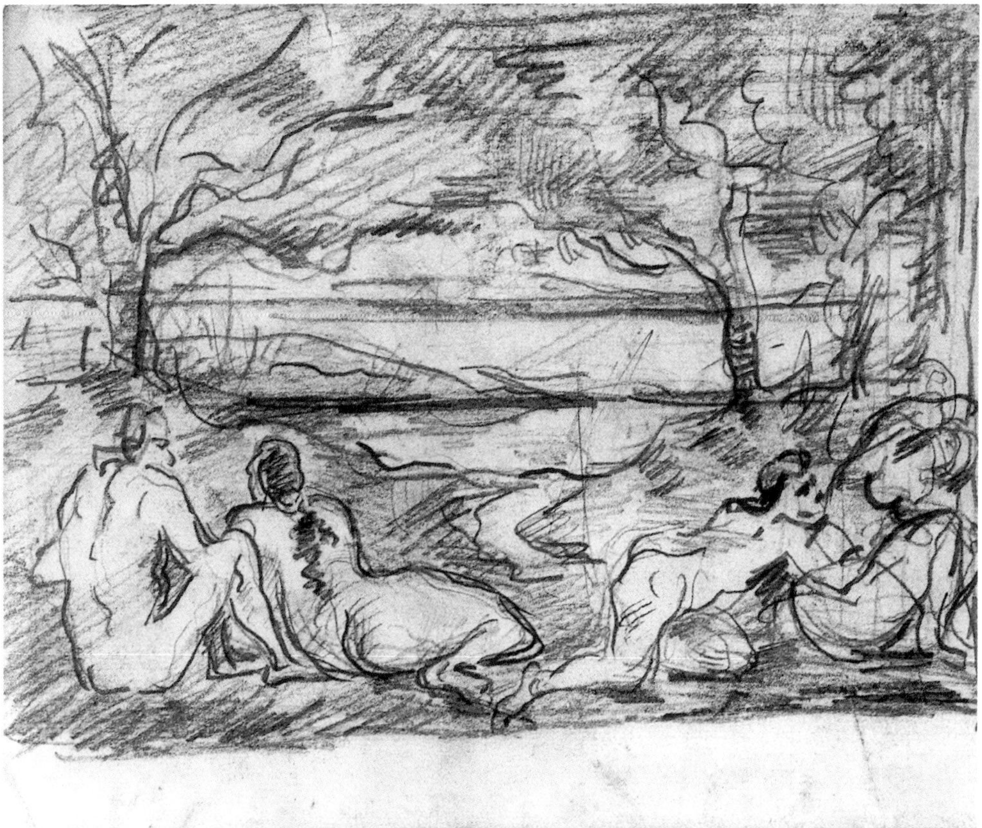

Akte in einer Landschaft, 1864-67

aus eigenem Dafürhalten endgültig für die Kunst und betrieb das Studium der Malerei mit großem Eifer. Mehrere Selbstbildnisse und Porträts entstanden, unter anderem auch von *Emile Zola* (Seite 15).

Im November 1862 traf Cézanne also erneut in Paris ein. Die École des Beaux-Arts, an der ihn sein Vater gerne gesehen hätte, lehnte ihn jedoch ab, so daß er bis 1864 regelmäßig an der Académie Suisse, einem freien Atelier, arbeitete. Im Kreis seiner Mitschüler blieb er ein Außenseiter. So fühlte er sich weiterhin fremd in Paris; daran änderte auch die Nähe zu Zola und die Bekanntschaft mit Renoir, Monet, Sisley und Pissarro kaum etwas. Ab 1864 lebte er abwechselnd in Paris und Aix.

Ausflüge nach L'Estaque und Auvers – das ›neue‹ Landschaftsbild

Der heftige und impulsive junge Mann, der Cézanne noch war, kümmerte sich zunächst kaum um Landschaftsmotive. Erst als er wieder regelmäßig in die Provence zurückkehrte, wandte er sich engagiert landschaftlichen Bildthemen zu. Gemeinsam mit seinem Freund Antoine Fortuné Marion, einem Naturwissenschaftler, der ihm die geologischen Formationen erläuterte, durchstreifte er die Umgebung seiner Heimat, um vor Ort »sur le motif« – wie Cézanne später sagte – zu malen. Gegenüber Zola bekannte er sich nun ausdrücklich zur Freilichtmalerei: »Doch siehst Du, all die Bilder, die drinnen, im Atelier gemacht sind, werden nie den im Freien gemalten Sachen gleichkommen. Wenn man Freilichtszenen darstellt, sind die Kontraste zwischen den Figuren und dem Gelände ganz erstaunlich, und die Landschaft ist wundervoll. Ich sehe hier herrliche Dinge und werde mich entschließen müssen, nur noch im Freien zu malen.«[13]

Cézannes frühe Landschaften zeigen dieselbe Vehemenz und Expressivität wie seine gleichzeitig entstandenen Figurenbilder. Die überwiegend dunkeltonigen Farben sind mit dem Palettmesser oder einem breiten Pinsel auf die Leinwand aufgetragen. Oft setzt sich die Landschaft in deutlichem Kontrast vom helleren Himmelsstreifen ab, wie die *Straßenbiegung in der Provence* zeigt. Der breite und lichte Weg führt steil in den Bildmittelgrund hinein, der links und rechts des Wegrandes durch ein paar Büsche und Bäume begrenzt wird. Dahinter erhebt sich ein Bergmassiv. Lediglich eine hoch gewachsene Pinie am Wegrand verbindet die drei Ebenen vertikal miteinander. Wie der einsam aufragende Baum, so wurzelt auch Cézanne in dieser Erde. Wie die schlanke, vom Mistral gepeitschte Pinie versucht auch er, sich Widerständen entgegenzustellen. – Der Weg im Vordergrund führt ins Nichts; die Bergkette im Hintergrund verriegelt den Weg in die Bildtiefe. Die Ruhe, die dieses Bild ausstrahlt, hat etwas Beklemmendes, der heftige Farbauftrag verleiht der Landschaft Dramatik. Gemäß Zolas Definition: »Kunst ist ein Winkel der Natur durch ein Temperament gesehen«[14] griff Cézanne Bildmotive

Straßenbiegung in der Provence, 1867-68

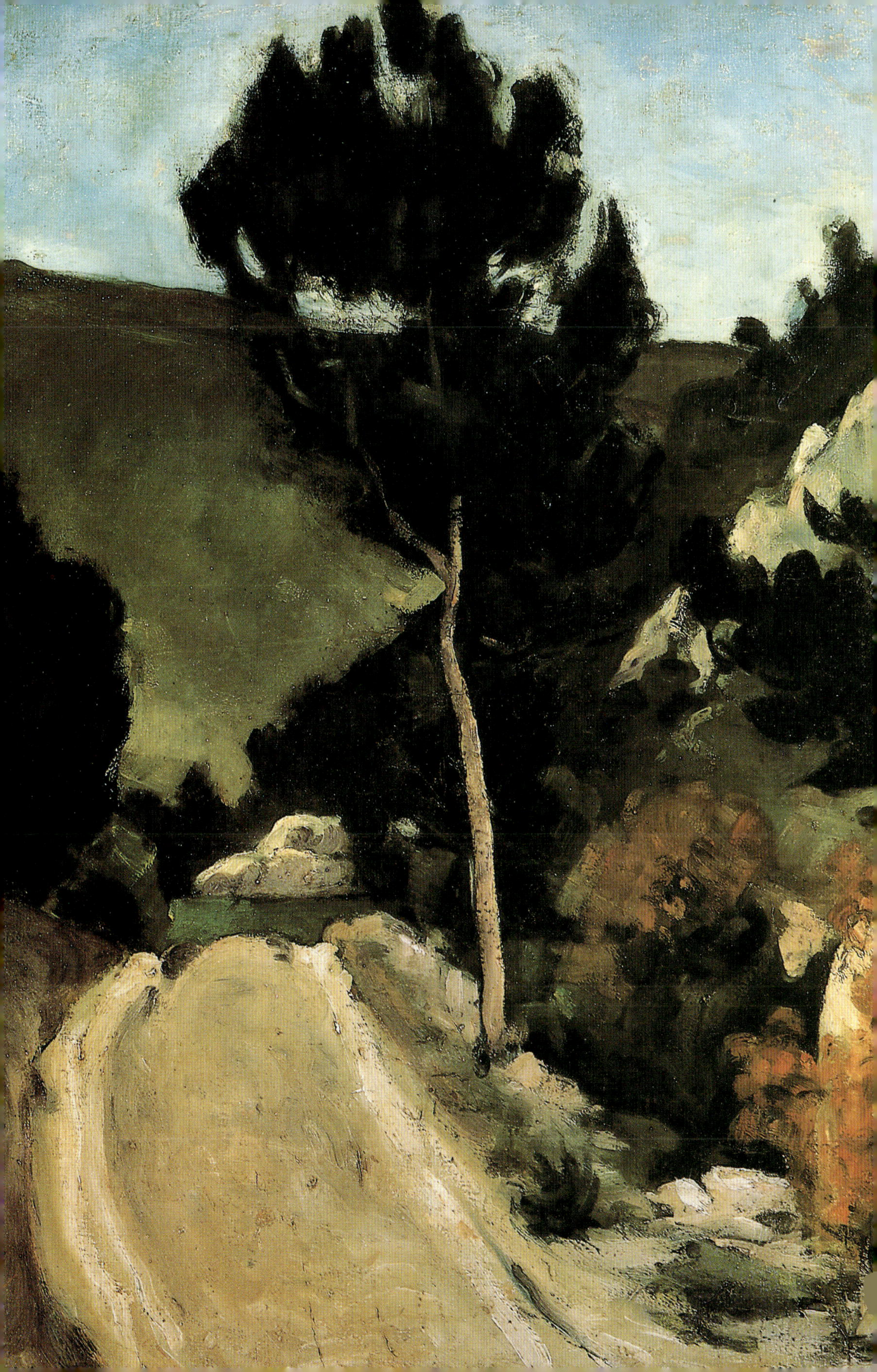

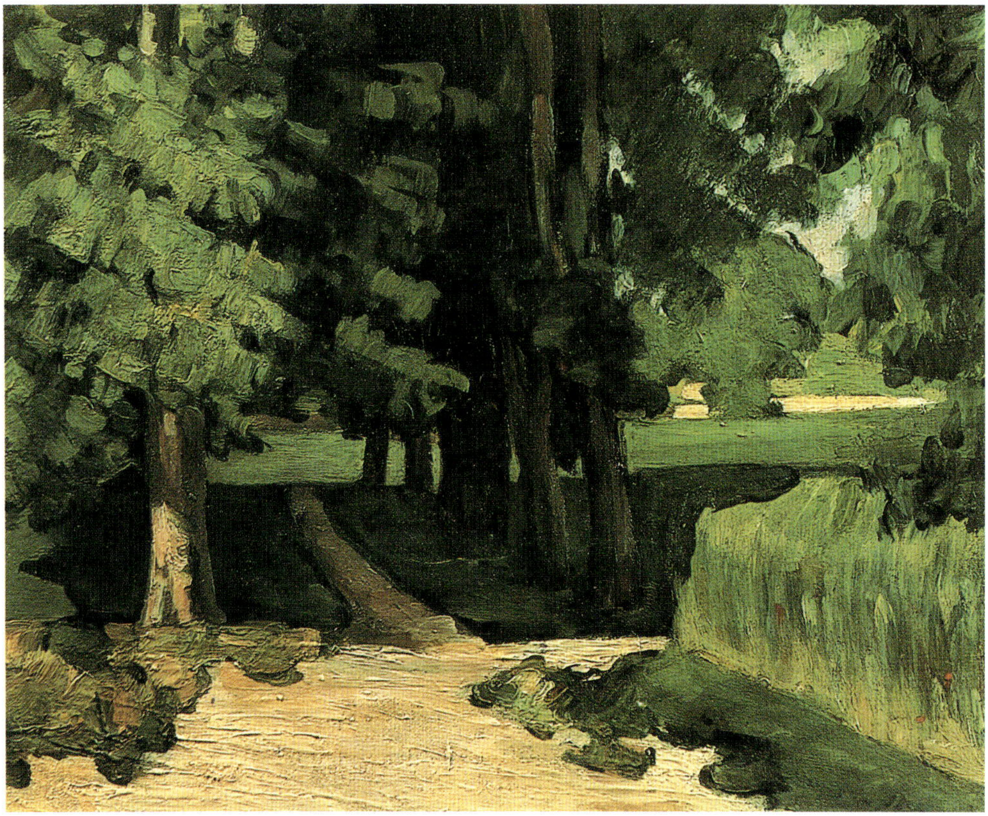

Allee im Jas de Bouffan, um 1869

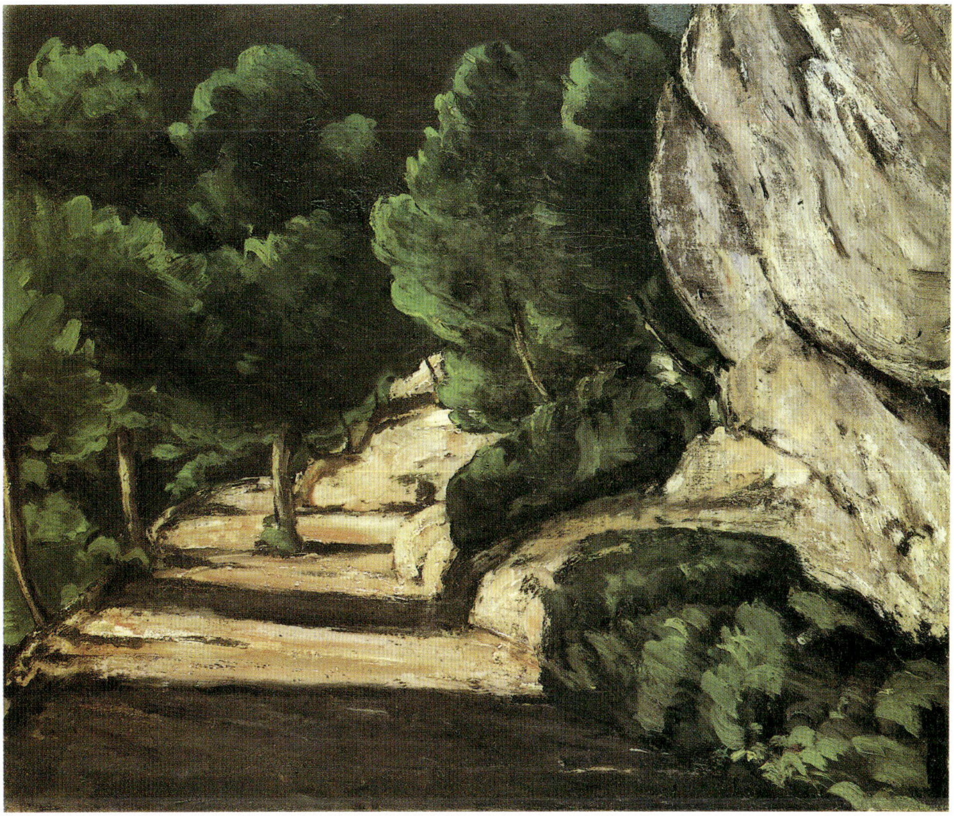

Felslandschaft, 1870-71

»All die Bilder, die drinnen,
im Atelier gemacht sind,
werden nie den im Freien gemalten
Sachen gleichkommen.«

Paul Cézanne an Emile Zola, 1866

auf, die seine eigenen Konflikte und Wünsche widerspiegelten. Wie der Weg im Bild schien ihm sein eigener Lebensweg noch in keine bestimmte Richtung zu führen. So wie die dunkle, bedrohliche Vegetation die Straße verriegelt, so fühlte sich Cézanne in Aix von seiner Familie bedrängt, gegängelt und in die Enge getrieben. So wie sich die Pinie aus der provenzalischen Erde über alles Wuchernde erhebt, so wollte auch der junge Maler bis in den schmalen Streifen Himmel, der Freiheit bedeutete, vorstoßen.

Als am 18. Juli 1870 der Deutsch-Französische Krieg ausbrach, verließ Cézanne Paris in Richtung Süden, um einer Einberufung aus dem Weg zu gehen. Zunächst arbeitete er in Aix, dann in dem rund dreißig Kilometer entfernten Küstenort L'Estaque bei Marseille. Hier lebte er zusammen mit Hortense Fiquet, einem Modell, das er im Vorjahr kennengelernt hatte. Hortense Fiquet war damals gerade neunzehn Jahre alt. Sie stammte aus Saligny im Jura und lebte in ärmlichen Verhältnissen in Paris bei ihrer Mutter. Als Cézanne Hortense kennenlernte, war ihm zwar klar, daß sein Vater massive Einwände gegen das Verhältnis mit der jungen Buchbinderin haben würde, doch bedeutete diese Verbindung eine gewisse Befreiung von unterdrückten Triebkonflikten und seinem nicht gestillten Verlangen nach Liebe und Anerkennung. Wie sehr ihn die sexuelle Thematik fesselte, spiegelt sich in seinem Frühwerk in Bildern wie *Nachmittag in Neapel, Eine moderne Olympia* (Seite 35) oder *Das Ewig-Weibliche* (Seite 37) wider.

Nicht einmal, als 1872 sein Sohn Paul geboren wurde, durfte sein Vater von der Liaison erfahren. So blieb es für Cézanne bis zum Tod seines Vaters schwierig und demütigend zugleich, die nötigen Geldmittel für seine eigene Familie aufzutreiben. Briefe wie der an Pissarro bringen Cézannes Haßgefühle offen zum Ausdruck: »Ich bin hier wieder im Schoße meiner Familie, mit den dreckigsten Wesen der Erde, jenen, die meine Familie bilden, besch ... über alles. Reder wir lieber nicht weiter davon.«

Andere Briefe, wie dieser, den er 1874 an seine Eltern schrieb, schlagen einen versöhnlicheren Ton an: »Ihr fragt mich in Eurem letzten Brief, warum ich noch nicht nach Aix zurückkehre. Ich sage Euch diesbezüglich, daß es mir viel angenehmer ist, als Ihr glauben könnt, bei Euch zu sein, aber daß ich, einmal in Aix, nicht mehr frei bin und es für mich, wenn ich nach Paris zurückzugehen wünsche, immer einen Kampf auszufechten gibt, und

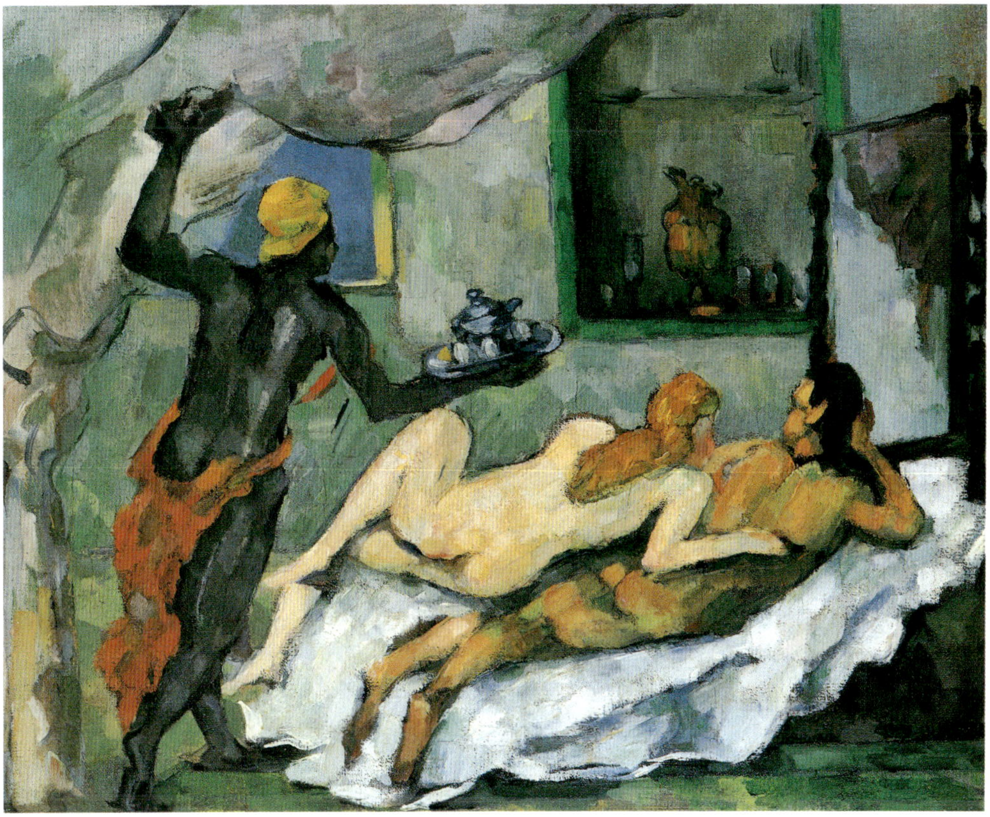

Nachmittag in Neapel (Der Rumpunsch), 1876-77

obgleich Euer Einspruch gegen meine Abreise kein unbedingter ist, bin ich doch sehr berührt von dem Widerstand, dem ich von Eurer Seite begegne. Ich würde lebhaft wünschen, daß meine Handlungsfreiheit nicht eingeschränkt wäre, und hätte dann um so mehr Freude, meine Rückkehr [nach Aix] zu beschleunigen.

Ich bitte Papa, mir zweihundert Franken zu geben; das würde mir einen längeren Aufenthalt in Aix gestatten, und ich werde sehr viel Freude daran haben, im Süden zu arbeiten, dessen Aspekte meiner Malerei so viele Möglichkeiten bieten. Glaubt bitte, daß ich Papa sehr darum bitte, mir diesen Wunsch zu gewähren. Ich werde mich dann, denke ich, im Süden den Studien widmen können, die ich fortzusetzen wünsche. P. S. Hier sind die letzten Quittungen.«[15]

Immer noch hegte Cézanne Befürchtungen, sein Vater könnte ihn erneut vom Malerberuf abbringen und in seine Bank drängen wollen. Obwohl sich der Brief an beide Elternteile richtet, ist doch der Vater angesprochen, denn die Mutter Anne-Elisabeth unterstützte im Grunde die künstlerischen Absichten ihres Sohnes. Sie wußte auch von Hortense und ihrem Enkelkind. Die 200 Franken waren natürlich in erster Linie für den Unterhalt der Familie gedacht. Als Louis-Auguste letztendlich doch Verdacht schöpfte, mußte Cézanne um seine finanzielle Unterstützung fürchten: »Ich sehe mich fast gezwungen, mir selbst meinen Lebensunterhalt zu verdienen, wenn ich dessen überhaupt fähig sein sollte. Das Verhältnis zwischen mir und meinem Vater ist äußerst gespannt, und ich bin in Gefahr, meine ganze Rente einzubüßen. Ein Brief, den mir Monsieur Chocquet geschrieben hat und in welchem er von Madame Cézanne und vom kleinen Paul sprach, hat meinem Vater, der übrigens schon Verdacht geschöpft hatte und auf der Lauer war, endgültig meine Situation enthüllt; er hatte nichts Eiligeres zu tun, als den an mich gerichteten Brief als erster zu öffnen und zu lesen, obwohl die Anschrift lautete: Mons. Paul Cézanne – Kunstmaler.«[16]

Zola redete ihm gut zu und bot ihm seinerseits finanzielle Unterstützung an. Daraufhin ließ sich Cézanne noch einmal auf ein Gespräch mit seinem Vater ein. An Zola schrieb er daraufhin: »Ich denke wie Du, daß ich nicht zu eilfertig auf die väterliche Rente verzichten darf. Doch nach den Fallen, die mir gestellt werden und denen ich bisher entronnen bin, sehe ich voraus, daß die

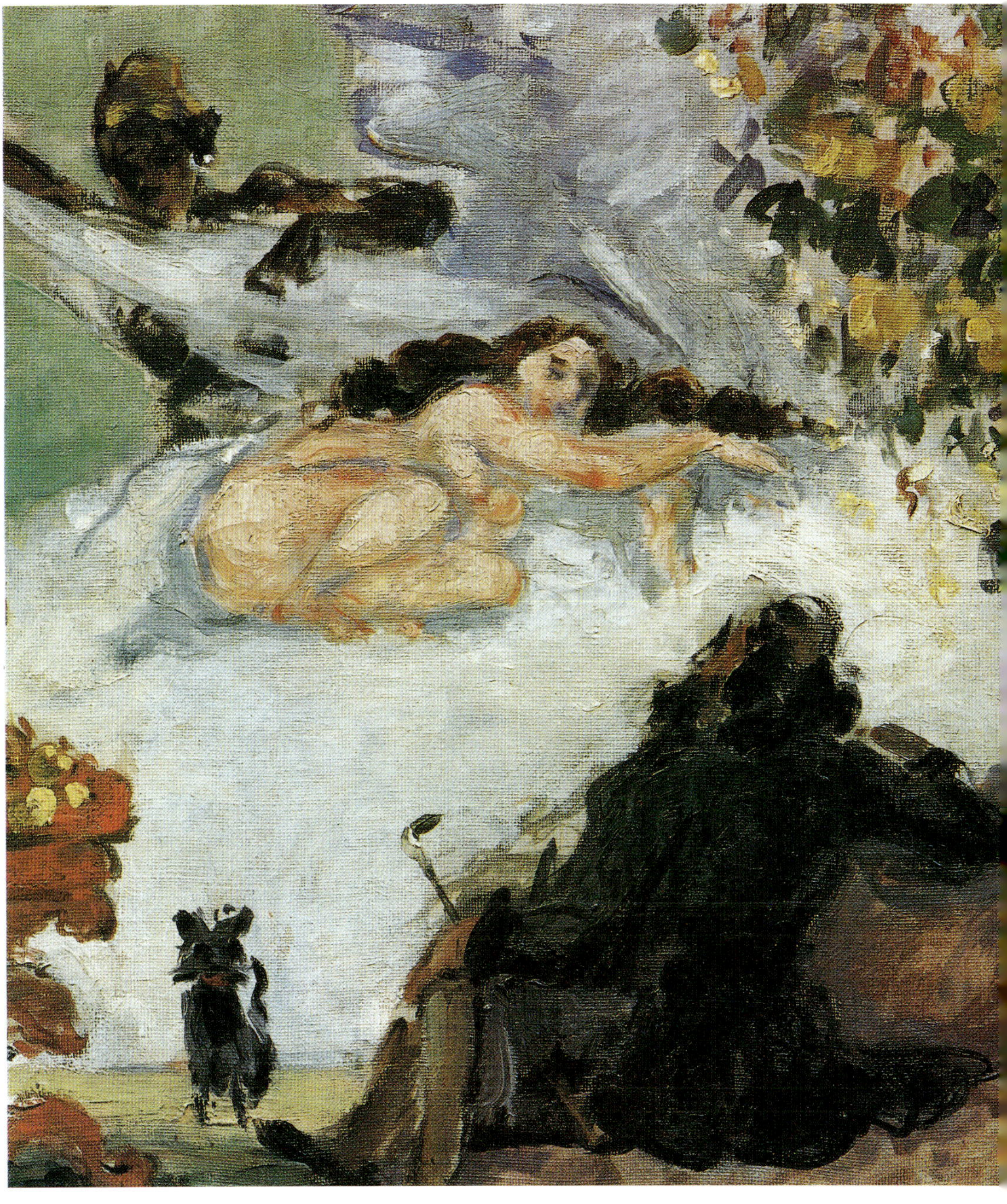

Eine moderne Olympia, 1872-73, Detail

große Unterredung diejenige sein wird, die sich aufs Geld bezieht und auf den Gebrauch, den ich davon machen soll. Es ist mehr als wahrscheinlich, daß ich nur hundert Franken von meinem Vater erhalten werde [bisher belief sich der Wechsel auf hundertfünfzig], obgleich er mir zweihundert versprochen hatte, als ich in Paris war. Ich werde also auf Dein freundliches Angebot zurückkommen, um so mehr, als der Kleine seit vierzehn Tagen an einem Schleimfieber erkrankt ist. Ich ergreife alle möglichen Vorsichtsmaßnahmen, damit es meinem Vater nicht gelingt, sichere Beweise zu erhalten ... Wenn also mein Vater mir nicht genug geben sollte, werde ich mich in der ersten Woche des kommenden Monats an Dich wenden und Dir die Adresse von Hortense mitteilen, damit Du die Güte hast, es ihr zu senden.«[17]

Lange Zeit war Cézanne auf die monatlichen Zuwendungen Zolas angewiesen, da sein Vater ihn noch immer zwingen wollte, das Verhältnis mit Hortense zu beenden. Erst nach jahrelangem Zureden seitens der Mutter und der Schwester Marie duldete der Vater diese Beziehung. Damals wurde die gesamte Familie von einer rätselhaften leidenschaftlichen Affäre Cézannes mit einer Frau aus Aix, über die es nur schriftliche Hinweise gibt, zusätzlich beunruhigt. Sozusagen als kleineres Übel betrieben daher Mutter und Tochter jetzt vehement die Heirat von Paul und Hortense, deren Verhältnis zueinander mittlerweile bestenfalls als tolerante Gleichgültigkeit bezeichnet werden konnte. Cézanne empfand für seinen Sohn bald mehr als für Hortense. Die Hochzeit fand am 28. April 1886 statt, die Ehe war für beide aber ohne große Bedeutung, da sie nur wenig Zeit miteinander verbrachten.

Das abgelegene Fischerdorf L'Estaque schirmte Cézanne 1870/71 nicht nur von der Einberufungskommission und seinem Vater ab, sondern auch von den politischen Ereignissen. So hörte er kaum etwas von der Niederlage Napoleons III., der Invasion der Preußen, Frankreichs Kapitulation und dem politischen Experiment der Kommune. Im März 1871 verließ er L'Estaque und hielt sich noch bis zum Herbst in Aix auf, erst dann kehrte er nach Paris zurück. Zu dem Kunsthändler Ambroise Vollard soll er später gesagt haben: »Während des Krieges arbeitete ich sehr viel am Motiv in L'Estaque. Übrigens kann ich Ihnen kein einziges ungewöhnliches Ereignis aus den Jahren 70/71 erzählen. Ich teilte meine Zeit zwischen der Landschaft und dem Atelier ... Ich saß

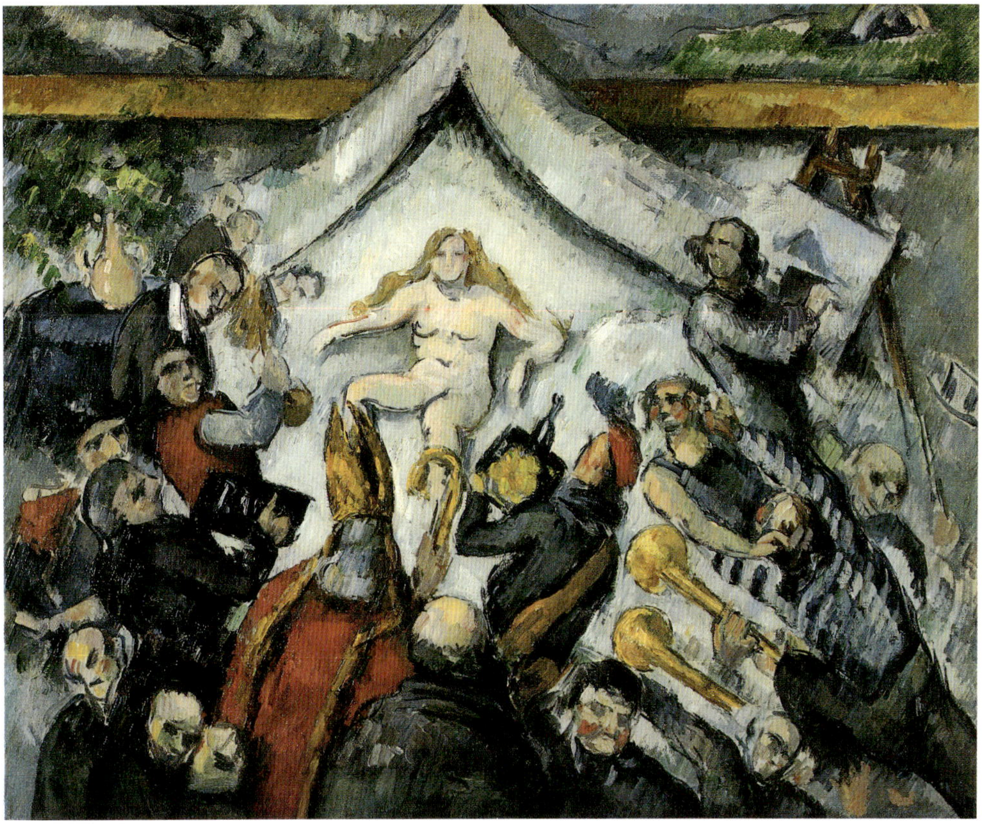

Das Ewigweibliche, 1875-77

damals an einer Landschaft, mit der es nicht vorwärts gehen wollte. So blieb ich noch einige Zeit in Aix und arbeitete am Motiv.«[18] Äußerungen wie diese widerspiegeln Cézannes Weltabgewandtheit und seinen Rückzug von der Gesellschaft, Charaktereigenschaften, die sich mit zunehmendem Alter noch steigerten.

Die *Schneeschmelze bei L'Estaque* (Seite 40) deutet bereits auf den in Aufruhr befindlichen Gemütszustand des Malers hin. Obwohl ein gängiges Thema der Impressionisten, hat diese Schneelandschaft nichts von deren heiteren und charmanten Lichtspielen. Ein schwarzer Himmel hängt bedrohlich über den schmutzig-verschneiten Hängen, deren steil hinabführende Diagonale dem Auge keinen festen Halt bietet. Beinahe entwurzelt erscheinen die gegen den Wind ankämpfenden Pinien. Die abwärts führende Horizontlinie wird verstärkt vom Tiefensog des hinabführenden Hanges. Beide Bewegungsrichtungen führen auf die roten Dächer zu, die einzig kräftigen Farbakzente in dieser düsteren Landschaft.

Noch um 1870 entsteht mit dem *Bahndurchstich* (Seite 42/43) ein Gemälde, das Cézannes neue Bild- und Naturauffassung einleitet.[19] Die rötlich-braunen Erdtöne zeigen noch starke Hell-Dunkel-Kontraste, obgleich die Landschaft insgesamt heller wird. Der Farbauftrag bleibt pastos und der Bildaufbau verzichtet weitgehend auf Perspektive, statt dessen werden einzelne Bildebenen räumlich gestaffelt. Im Bildmittelgrund befindet sich der Bahndurchstich, dessen kühl-beschreibende Darstellung diesem Eingriff in die Natur einen gewalttätigen Beigeschmack verleiht. Wie eine klaffende Wunde erscheint der Schnitt durch den Hügel. Man kann sich des Eindrucks nicht erwehren, daß hier der Fortschritt in Form der Eisenbahn auf schmerzhafte Weise die Natur verletzt. Cézanne sprach sich auch öffentlich mehrfach gegen industriell bedingte oder durch technischen Fortschritt ausgelöste Veränderungen aus, sei es der Straßenbau in Aix oder die Industrialisierung von L'Estaque.

Der *Bahndurchstich* strahlt eine bedrohliche Ruhe auf den Betrachter aus. Links begrenzt ein Haus, rechts der Mont Sainte-Victoire den Landschaftsausschnitt. Der betont pastose Farbauftrag verleiht ihm Monumentalität und Festigkeit. Rechts hinter dem Erdhügel ist die Kirchturmspitze der Kathedrale Saint-Saveur zu sehen. Diese Kombination von Haus, Bahndurchstich, Sainte-Victoire und Kathedrale entspricht nicht der Wirklichkeit, die einzelnen Bildelemente sind von diesem Standpunkt aus nicht gemeinsam zu sehen. Cézanne muß sie mit einer bestimmten Absicht kombiniert haben. Dem Motiv des Einschnittes ist der unversehrte Berg gegenüber gestellt, dem unbeständigen Werk des Menschen die Dauerhaftigkeit der Natur. Ähnlich kontrastieren Haus und Kathedrale, hier das profane und zweckgebundene Bauwerk, dort das seit dem 5. Jahrhundert existierende und sich auf dauerhafte, ideelle Grundlagen stützende Gotteshaus. Cézanne stellt dem Kurzlebigen das Ewige gegenüber. Dem ihm bedrohlich erscheinenden Prozeß ständiger Modernisierung, der einherging mit Veränderungen bis ins tägliche Leben, begegnete er mit dem Rückzug auf die ihm Halt gebende Natur. Der *Bahndurchstich* ist aber keine idyllische Beschwörung dieser

Hortense Fiquet im roten Sessel, 1877-78

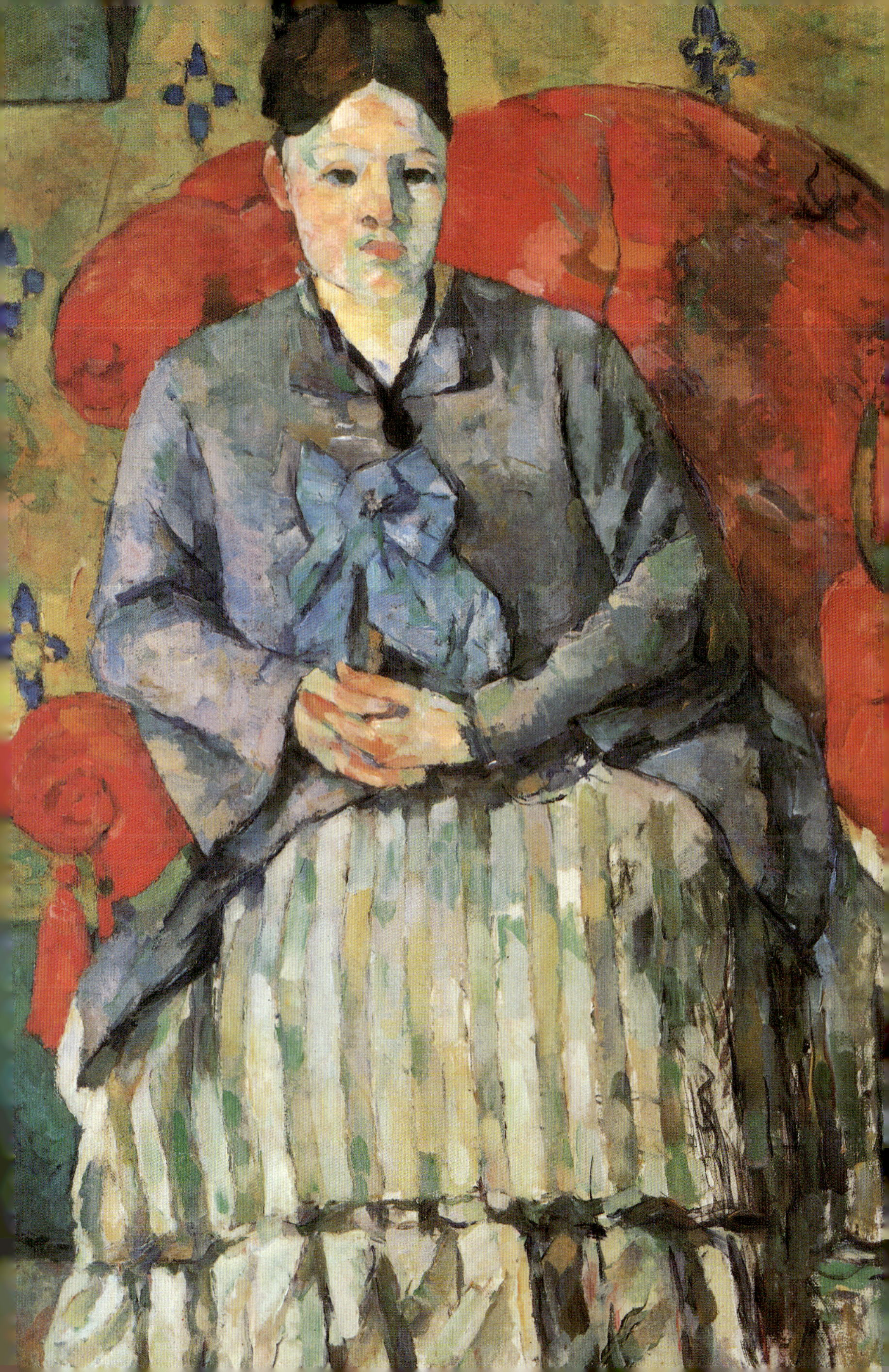

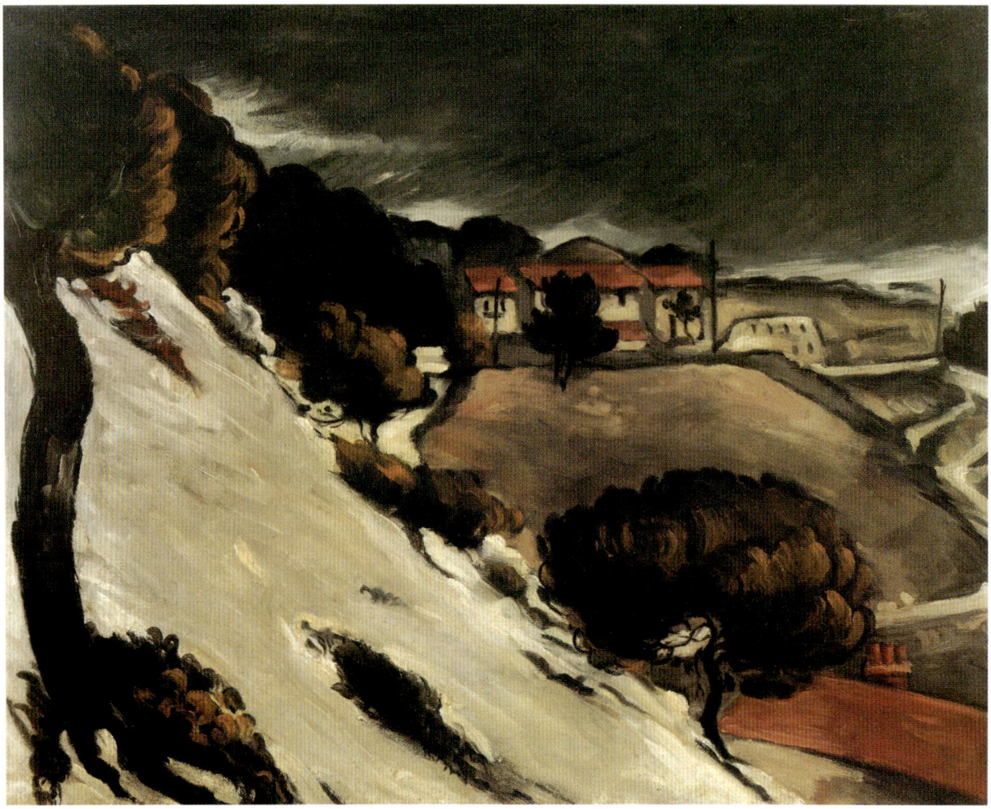

Schneeschmelze in L'Estaque, um 1870

Harmonie, sondern eine schonungslose Darstellung der Naturentfremdung. In seinem Frühwerk hatte er das Publikum bewußt durch die Kombination von ungewöhnlichen Themen mit einer rohen Ausführung schockiert; nun zügelte er sein Temperament und stellte sein Unbehagen an der Gesellschaft wesentlich objektiver dar, behielt aber gerade dadurch eine eindringliche Schärfe in der Darstellung bei.

Als Cézanne 1871 nach Paris zurückkehrte, hatte er immer noch nicht zu seinem endgültigen künstlerischen Ausdruck gefunden. Zunächst ging er durch die Schule des Impressionismus; sein Freund Camille Pissarro war dabei sein Lehrmeister, beide malten 1872 bis 1874 in Pontoise und Auvers.

Die frühen Landschaften, die um den väterlichen Besitz ›Jas de Bouffan‹ entstanden, sind daher von einer helleren Palette bestimmt und spiegeln in ihrer Maltechnik, der flirrenden Lichtwirkung und dem strengen Kompositionsschema den Einfluß Camille Pissarros wider. Die Züge der heiteren, impressionistischen Malweise der Ile de France überträgt Cézanne auf die karge provenzalische Landschaft, deren Farben und Licht wesentlich kräftiger sind.

Das Gemälde *Bäume im Park des Jas de Bouffan* (Seite 47) zeigt einen geradezu banalen Landschaftsausschnitt: Bäume und Büsche, dazwischen eine kleine Holzhütte, davor quer durch das Bild laufend ein schiefer Lattenzaun, im Hintergrund Hügel. Gemäß Pissarros Anraten setzte Cézanne die Farbe jetzt nicht mehr mit dem Messer oder einem breiten Pinsel pastos auf die Leinwand, sondern strukturierte die Bildfläche durch parallele, kleine, kontrolliert gesetzte Striche. Doch im Gegensatz zur Leichtigkeit und Luftigkeit der Bilder Pissarros bilden bei Cézanne die Pinselstriche nach wie vor eine feste Struktur, so daß der Bildgegenstand nie seine Geschlossenheit verliert. Die dem Impressionismus entlehnte Malweise änderte nichts an seiner Suche nach einem gültigen Ausdruck seiner Landschaften. Mit beinah kristalliner Gesetzmäßigkeit strukturiert er Vorder-, Mittel- und Hintergrund.[20] Eine durchdachte Komposition, die oftmals auf Horizontalen und Vertikalen beruht, festigt das gesamte Bild. Für die *Bäume im Park des Jas de Bouffan* wandte Cézanne bereits dieses Prinzip an: Dem waagerecht verlaufenden Lattenzaun und der Horizontlinie entsprechen die Senkrechten der hochaufstrebenden Bäume.

Der Impressionismus war für Cézanne im Grunde ›Durchgangsstadium‹. Obwohl er über Pissarro einflußreiche Persönlichkeiten wie den Kunsthändler Paul Durand-Ruel kennenlernte, hatte ihm seine Beteiligung an Ausstellungen der Impressionisten keine Anerkennung gebracht. Als er mit ihnen 1874 auf einer unabhängigen Gruppenausstellung bei Nadar drei Bilder zeigte (*Haus des Gehängten*, Seite 44, *Landschaft bei Auvers*, Seite 46, *Eine moderne Olympia*, Seite 35), wurden seine Arbeiten lediglich spöttisch belächelt. Daran änderten auch die beiden folgenden Gruppenausstellungen nichts. Obwohl auch ihm der offizielle Salon verwehrt blieb, vergrößerte sich die Distanz zu den Impressionisten merklich. Er spürte immer stärker, daß ihn nicht die flüchtige Wiedergabe heiterer Sinneseindrücke und

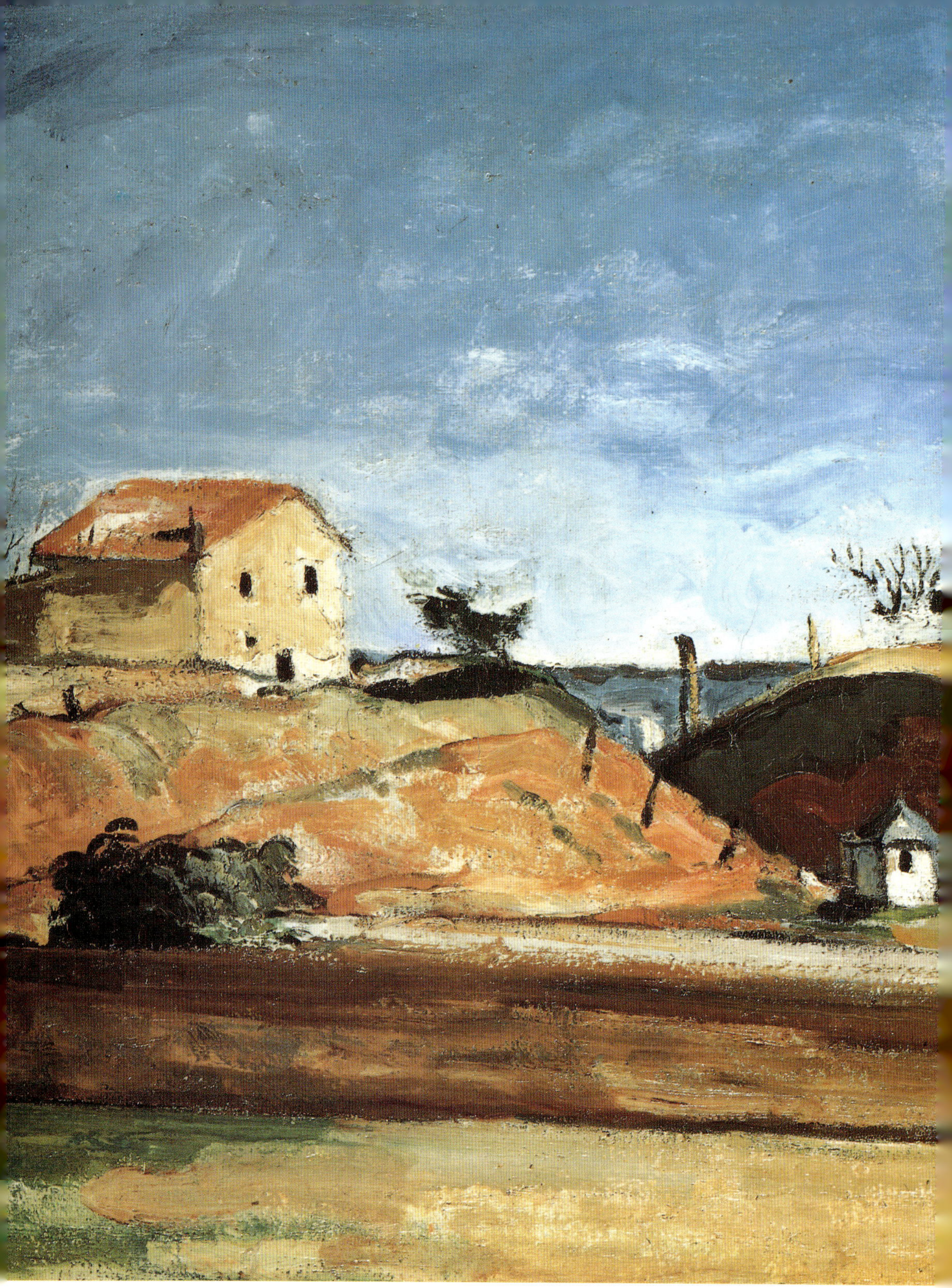

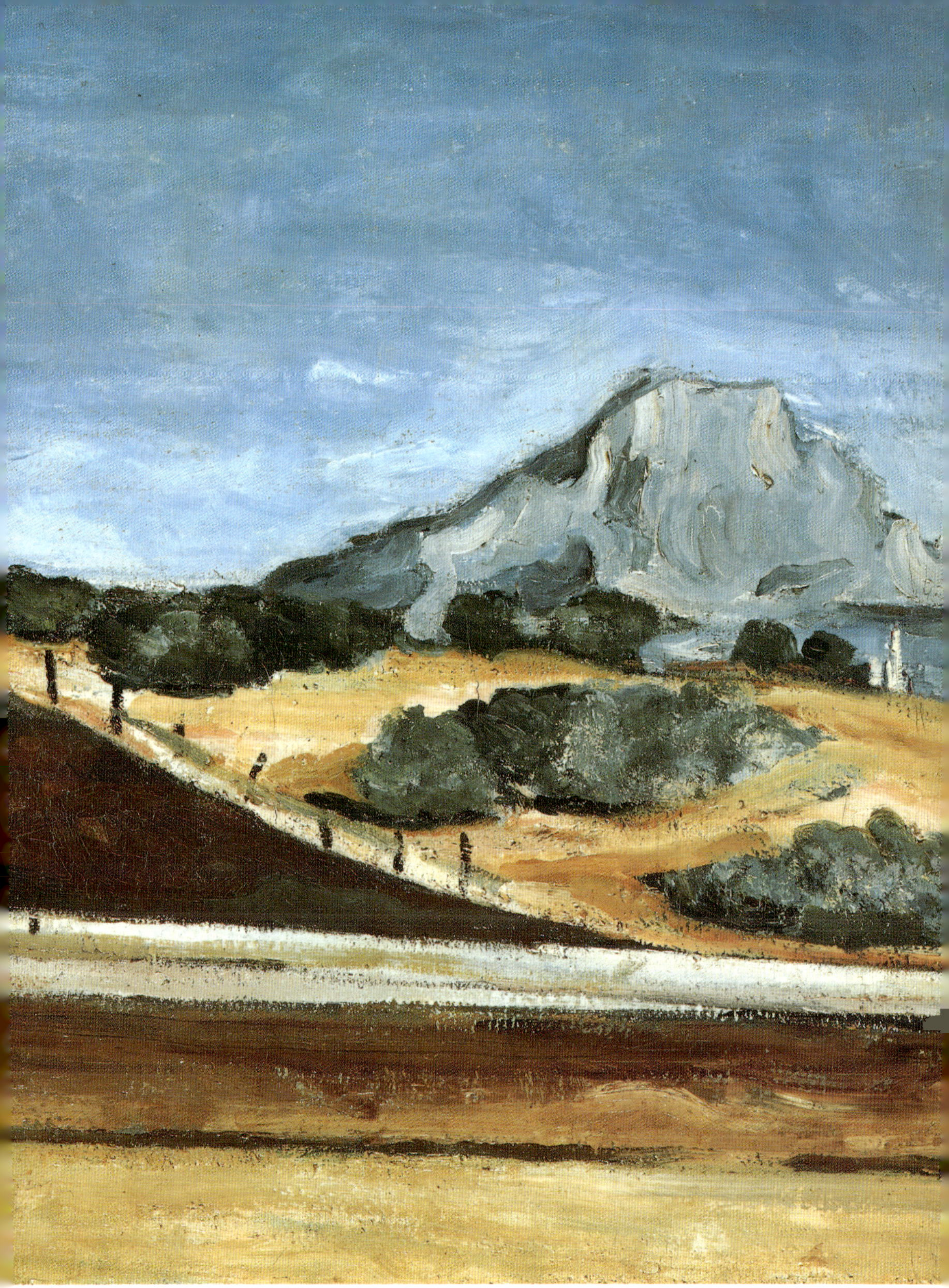

Der Bahndurchstich, um 1870

oberflächiger Lichtwirkungen interessierte. Vielmehr suchte er nach einer Möglichkeit, innere Erregungszustände mittels Form und Farbe wiederzugeben, also in visionäre Bereiche vorzudringen.

1878 zog sich Cézanne enttäuscht nach Aix zurück, von wo aus er häufig Fahrten nach L'Estaque und Gardanne unternahm. Da er damals noch keine Wohnung in L'Estaque hatte, übernachtete er in Marseille. Auch hier verabscheute er das Städtische und griff erneut das Bürgertum scharf an: »Du hast gar keine Vorstellung von der Vermessenheit dieser grimmen Bevölkerung: sie hat nur einen Instinkt, den des Geldes. Man sagt, daß sie sehr viel verdienen, aber sie sind recht häßlich – die Umgangsformen löschen, von außen gesehen, die hervorstechenden Seiten der Typen aus.

Das Haus des Gehängten bei Auvers, um 1873

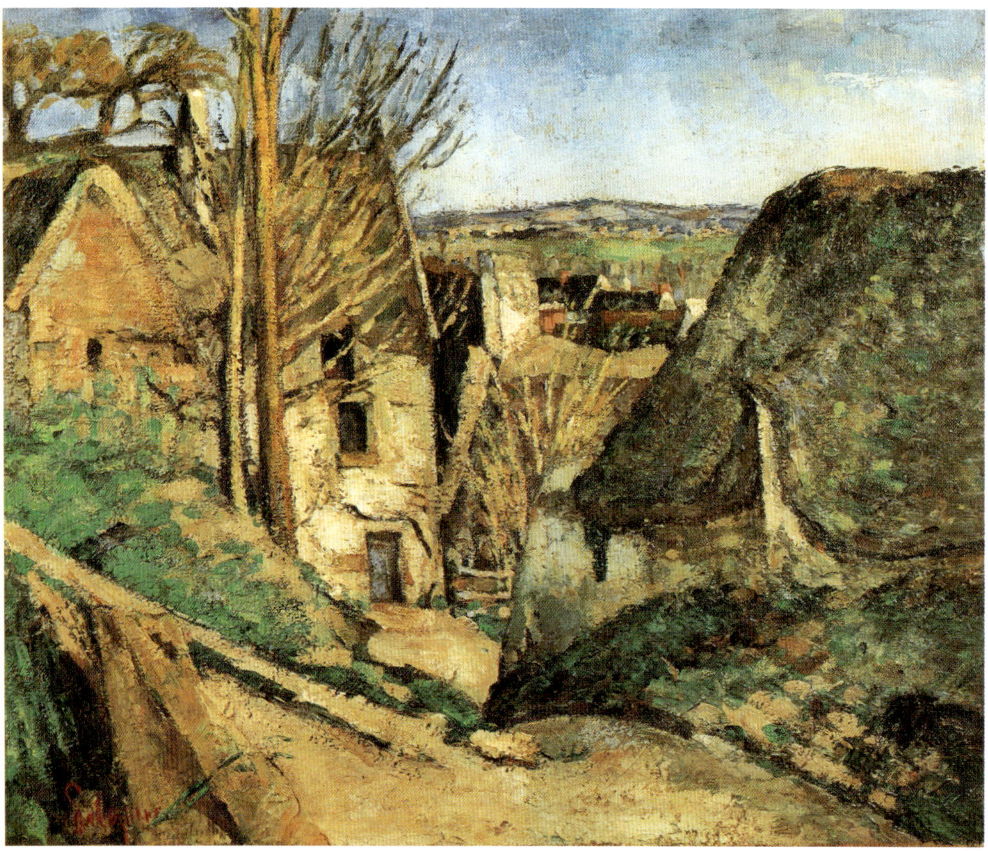

In einigen hundert Jahren wird es völlig unnütz sein zu leben; alles wird verflacht sein.«[21]

Dieser kleinbürgerlichen Angepaßtheit versuchte Cézanne in seiner Malerei gegenzusteuern. Seine Bilder gewannen an Kompaktheit, die Farben wurden dichte Materie. Alles Atmosphärische und Momentane verbannte er. Die Farbe wird im Hintergrund nicht schwächer, um eine ›Luftperspektive‹ zu erzeugen, die die Dinge im Hintergrund optisch zurücktreten läßt, sondern sie hat überall im Bild die gleiche Intensität. Dadurch werden die einzelnen Bildebenen farblich zu einer Einheit zusammengefaßt. Die Landschaften erstarren, weil ihnen alles Zeitliche genommen ist. Die Staffelung in farbliche Bildzonen gestattet Tiefe, ohne die Perspektive nach optischen Gesetzmäßigkeiten einzusetzen. So werden die Bildgegenstände zu einer farblich-dichten, homogenen Struktur verwoben (Seite 48/49).

»Ich muß hinzufügen, daß Ihr Brief mich in L'Estaque überrascht hat, am Ufer des Meeres ... Es ist hier wie eine Spielkarte. Rote Dächer vor dem blauen Meer ... Doch gibt es Motive, die eine drei- bis viermonatige Arbeit verlangen würden, was sich wohl machen ließe, da die Vegetation sich nicht verändert. Es sind Olivenbäume und Pinien, die immer ihr Laubwerk behalten. Die Sonne ist hier so fürchterlich, daß mir scheint, als ob alle Gegenstände sich als Silhouetten abhöben, und zwar nicht nur in Schwarz oder Weiß, sondern in Blau, in Rot, in Braun, in Violett. Ich kann mich täuschen, doch scheint mir, als sei dies das Gegenteil der Modellierung.«[22]

Gerade das intensive Licht des Südens, das Kontraste verschärft und Formen kristallisiert, kam Cézannes Streben nach Zeitlosigkeit und Dauer entgegen. Mit dem farbigen Pinselstrich arbeitete er die Gegenstände heraus, sie entstehen aus und durch die Farbe, nicht durch Zeichnung. Gleichzeitig bindet die Farbe die Bildobjekte zusammen und erfüllt so eine ganz andere Funktion als bei den Impressionisten. Die schrille Atmosphäre der Großstadt konnte Cézanne nichts geben, da sie ganz auf das Momentane und den Augenblick ausgerichtet ist. In der Provence hingegen fand er die Bildmotive, die er auf seiner Suche nach Beständigkeit brauchte. Denn diese Landschaft wechselt ihr Kleid im Laufe der Jahreszeiten nur wenig, die Vegetation verändert sich kaum.

Neben den reinen Landschaftsdarstellungen beschäftigte sich Cézanne über Jahre hinweg mit einem anderen großen Werkkomplex, den sogenannten ›Badenden‹. Die Wurzeln dieser Serie – sie umfaßt rund zweihundert Darstellungen, Ölgemälde, Aquarelle, Zeichnungen und Druckgraphiken – finden sich in der sinnerfüllten Zeit seiner Jugend, als er mit seinen Freunden Zola und Baille gemeinsam am Ufer des Arc badete (vgl. Seite 16, 18). In frühen Gemälden der *Badenden* ist der Mont Sainte-Victoire bereits im Hintergrund zu sehen. Cézannes Absicht war es jedoch nicht, ein getreues Abbild von Erlebtem zu geben. Vielmehr griff er das Thema der Pastorale, der idyllischen Darstellung des Hirtenlebens, auf und knüpfte so bewußt an die Tradition der alten Meister an. Auch für ihn implizierte der sich frei in der Natur be-

Blick auf Auvers, um 1874

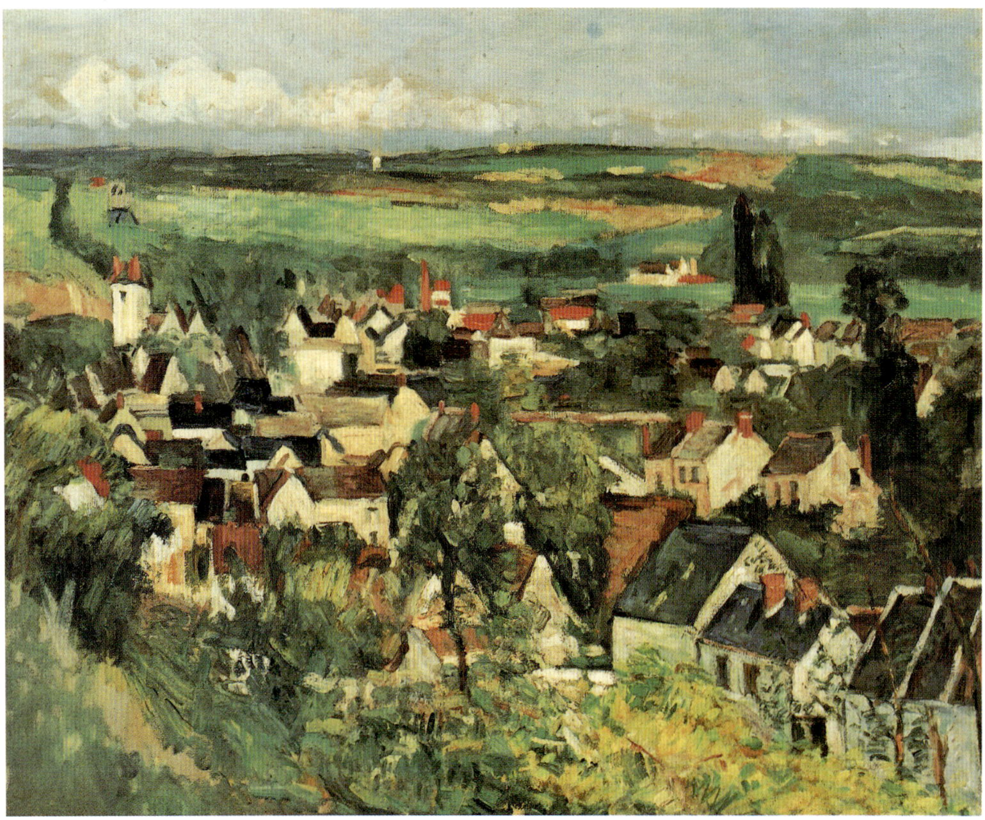

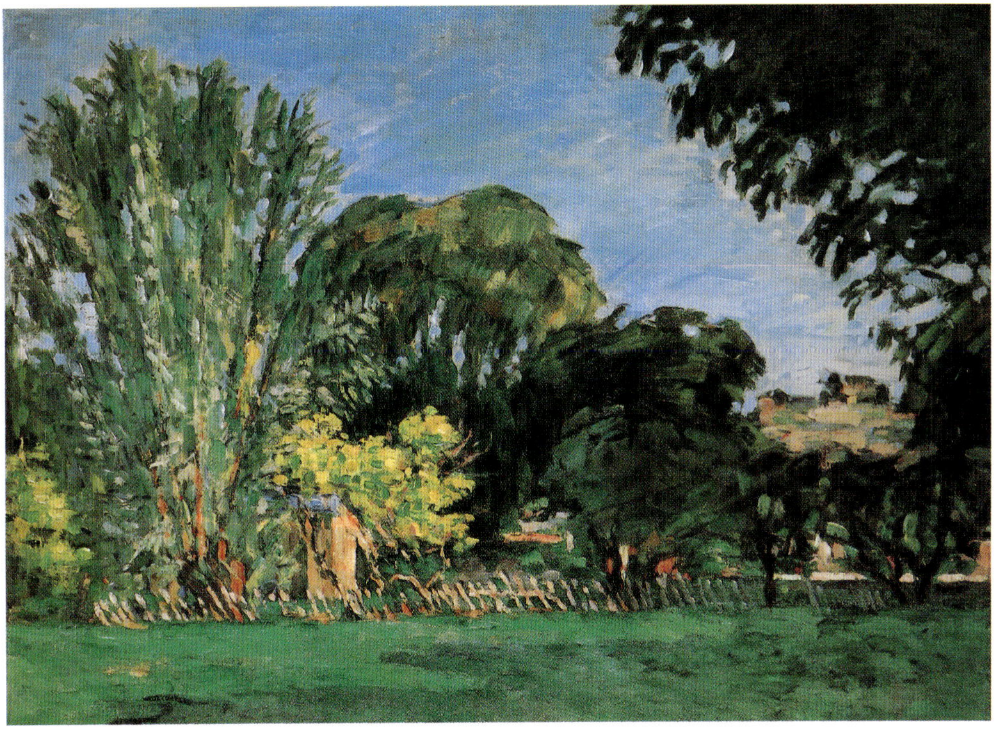

Bäume im Park des Jas de Bouffan, 1875-76

wegende nackte Mensch den Idealzustand der Harmonie zwischen Mensch und Natur.

Auffallend an Cézannes *Badenden* ist, daß er sie fast immer nach Geschlechtern getrennt gruppierte. Diese Trennung steht wohl in Verbindung mit Cézannes eigenem problematischen Verhältnis zu Frauen, das vor allem in den Bildern des Frühwerks zum Ausdruck kommt. Er mied vermutlich daher das Aktstudium bis ins hohe Alter und griff statt dessen zurück auf seine frühen Zeichnungen, die er in der Académie Suisse vor dem Modell angefertigt hatte oder auf Zeichnungen, die vor den Originalen im Louvre entstanden waren. Gelegentlich stand ihm Hortense Fiquet Modell, aber er legte seinen Studien auch Fotografien zugrunde.[23]

Die in den siebziger und achtziger Jahren noch kleinen und überschaubaren Figurengruppen weiteten sich in den neunziger Jahren zu vielfigurigen Szenen aus. Statt der Darstellung harmo-

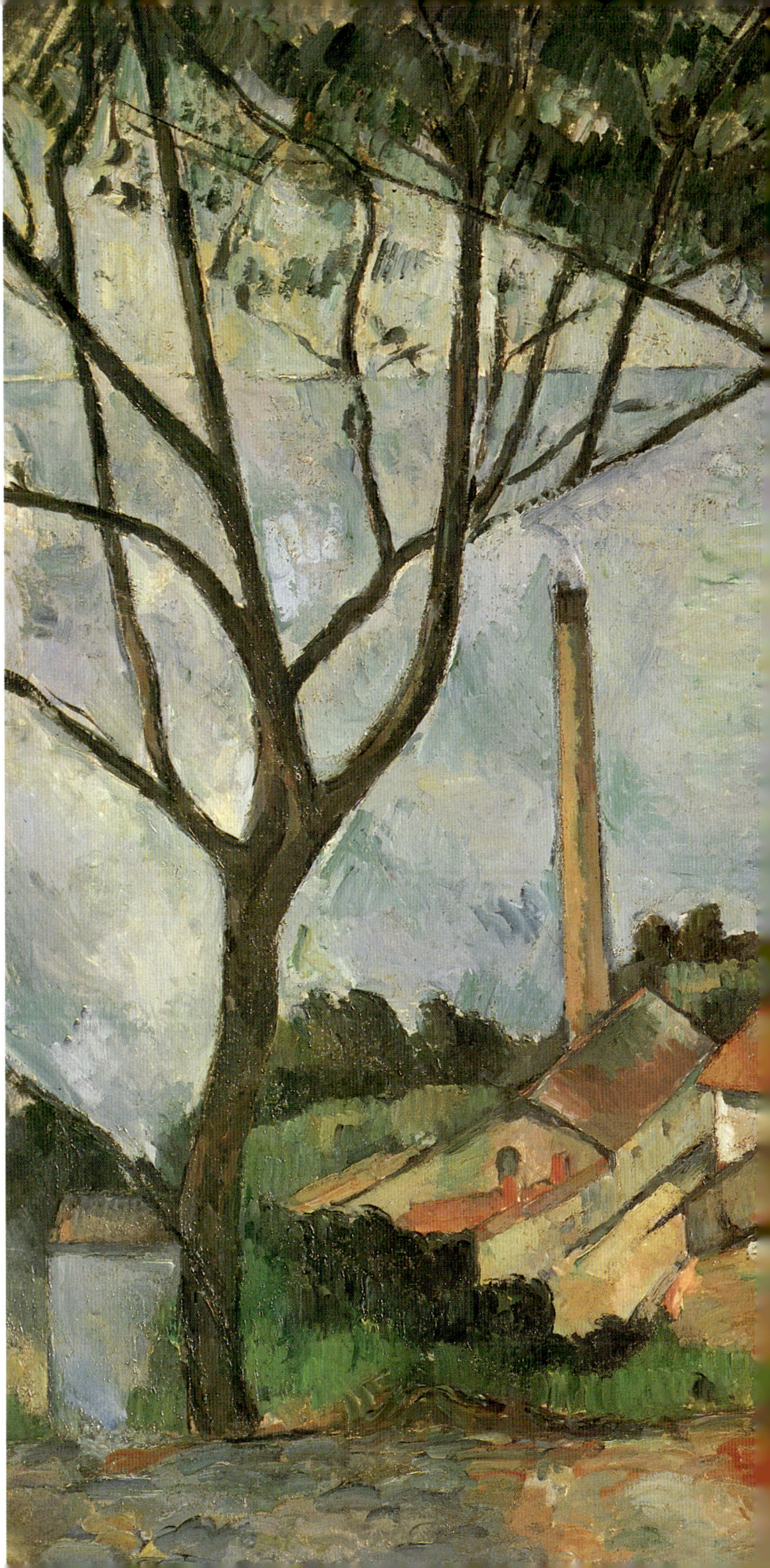

Das Meer bei L'Estaque, 1878-79

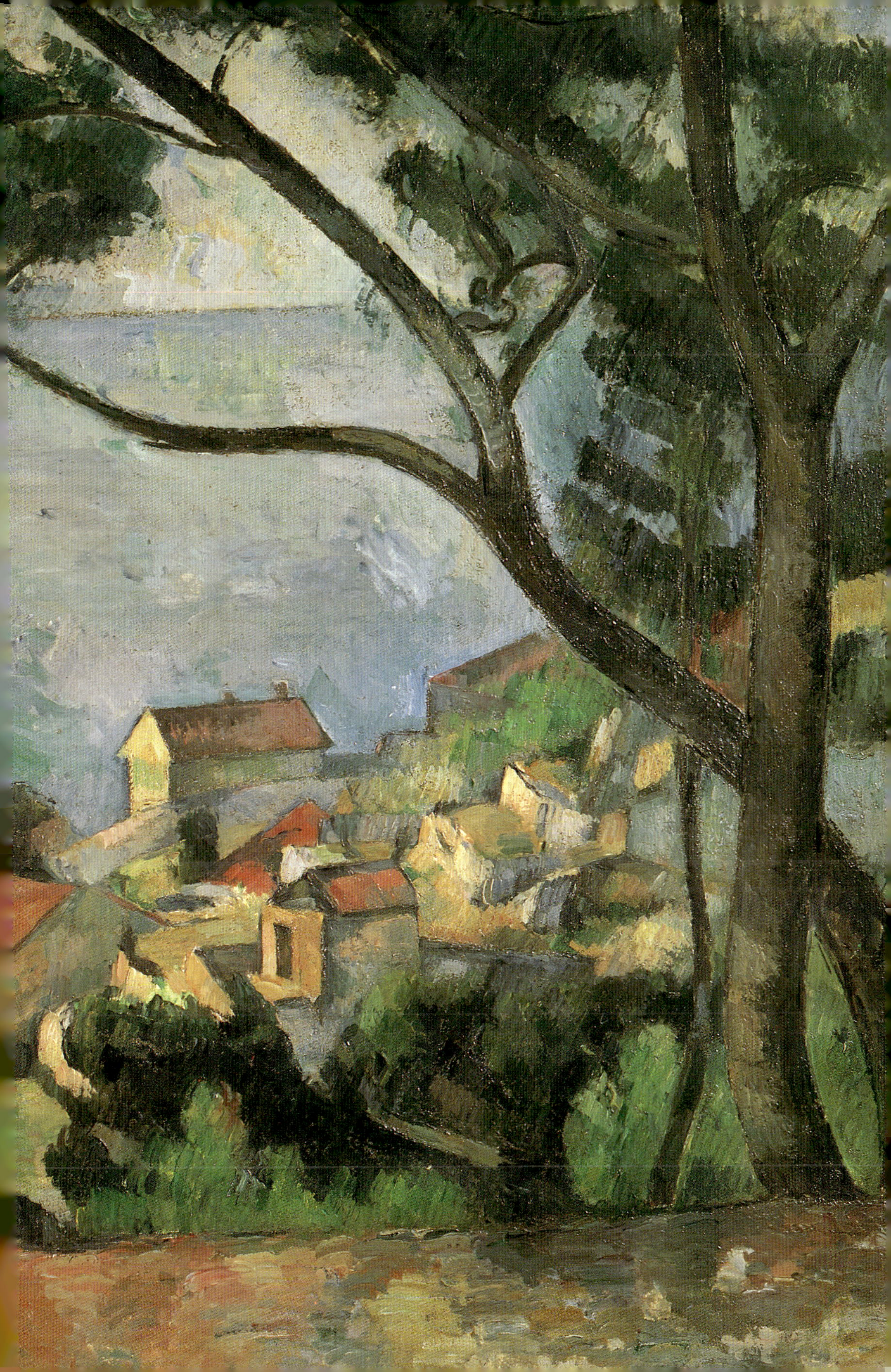

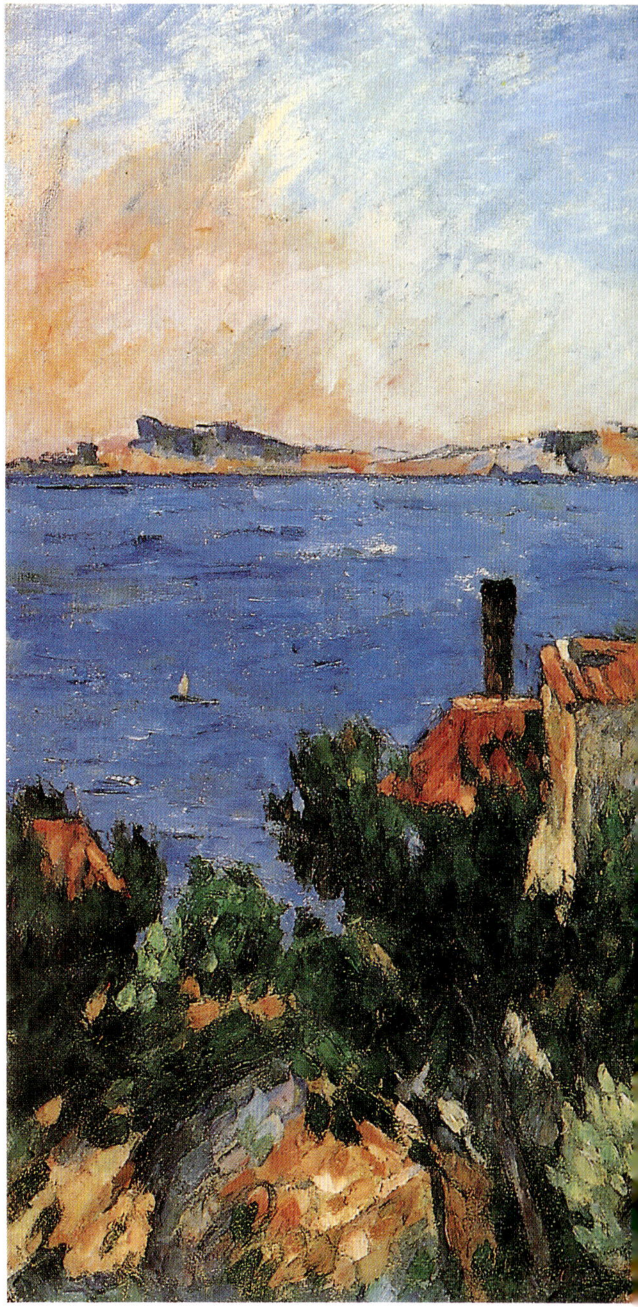

»Ich muß hinzufügen, daß Ihr Brief mich in L'Estaque überrascht hat, am Ufer des Meeres ... Es ist hier wie eine Spielkarte. Rote Dächer vor dem blauen Meer.«

Paul Cézanne an Camille Pissarro, 1876

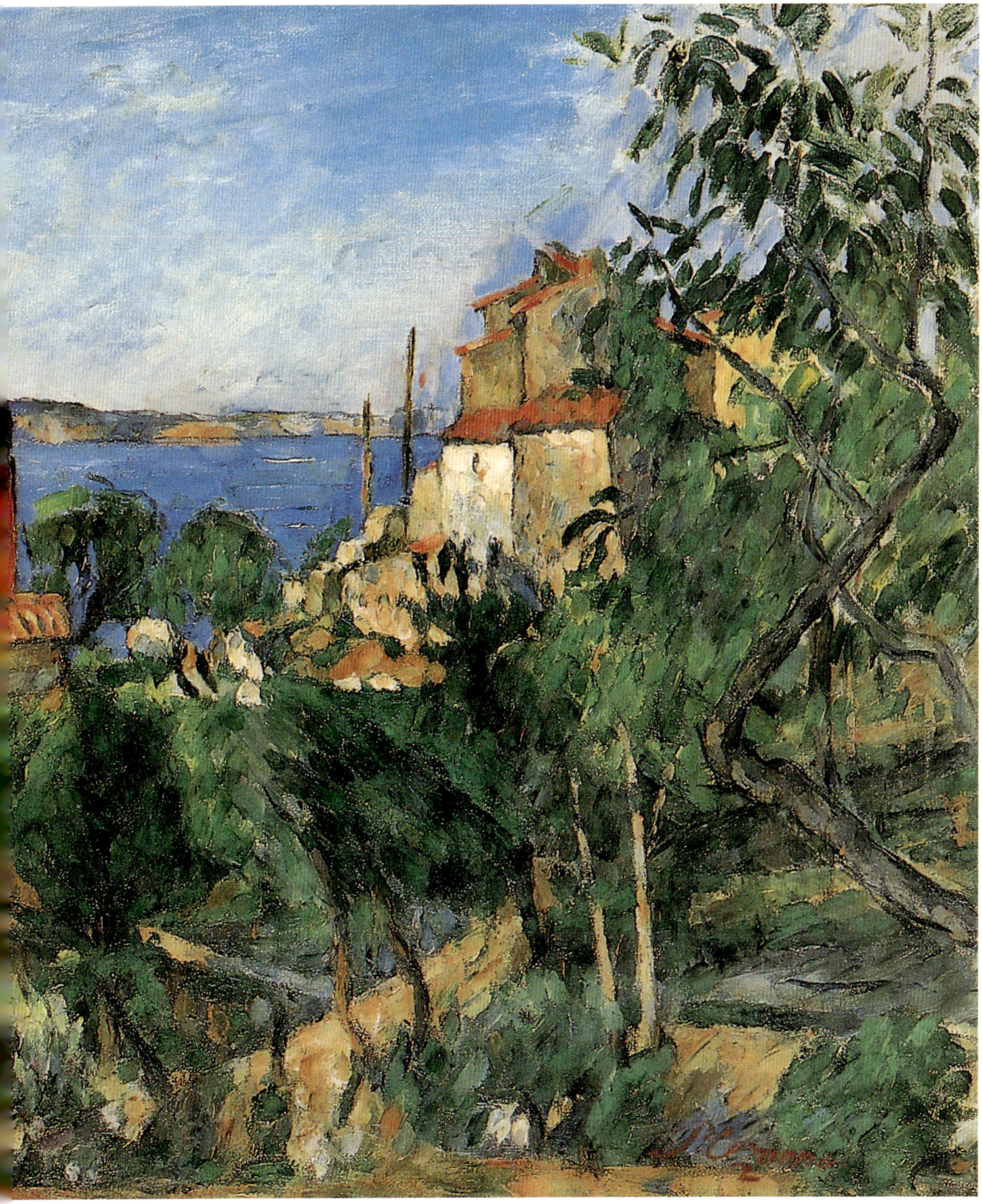

Das Meer bei L'Estaque, 1876

nisch in die Landschaft eingebundener Einzelfiguren, beschränkt sich Cézanne zunehmend auf bestimmte Haltungen oder Posen. Hockend, liegend oder stehend – nie erscheinen die Figuren wirklich in Bewegung, sondern vermitteln eher den Eindruck von steifen Gliederpuppen. Die deutliche Kontur, mit der Cézanne die Körper anfangs noch versah, scheint diese noch stärker in ihre Haltung zu bannen.

In den neunziger Jahren brach diese Kontur auf und ließ offenere Formen entstehen. Zudem wurde die Unterscheidung in Geschlechter unwichtig, die Figuren entwickelten sich zunehmend zu anonymen, androgynen Wesen. Natur und Figuren verschmolzen immer stärker ineinander. Wie in seinen Landschaftsdarstellungen, so wurden auch hier die einzelnen Bildgründe farblich verwoben: Die Farben der Landschaft werden in den Figuren zitiert und umgekehrt sind ihre Farbtöne in die Landschaft integriert (Seite 54/55).

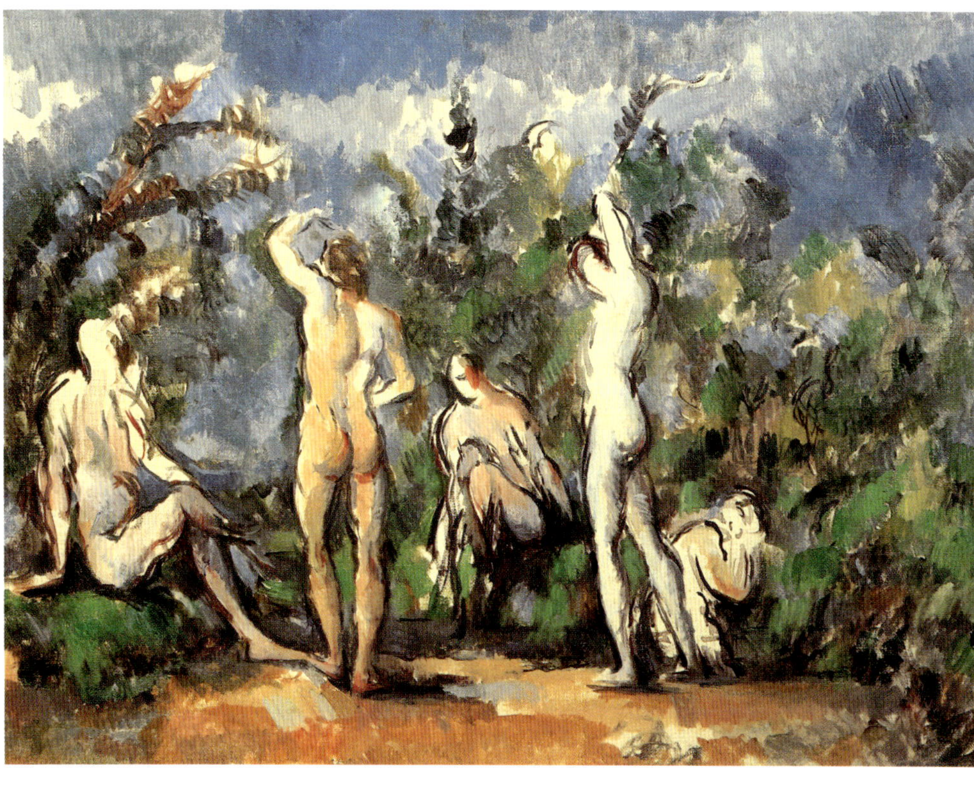

Fünf männliche Badende, 1900-04

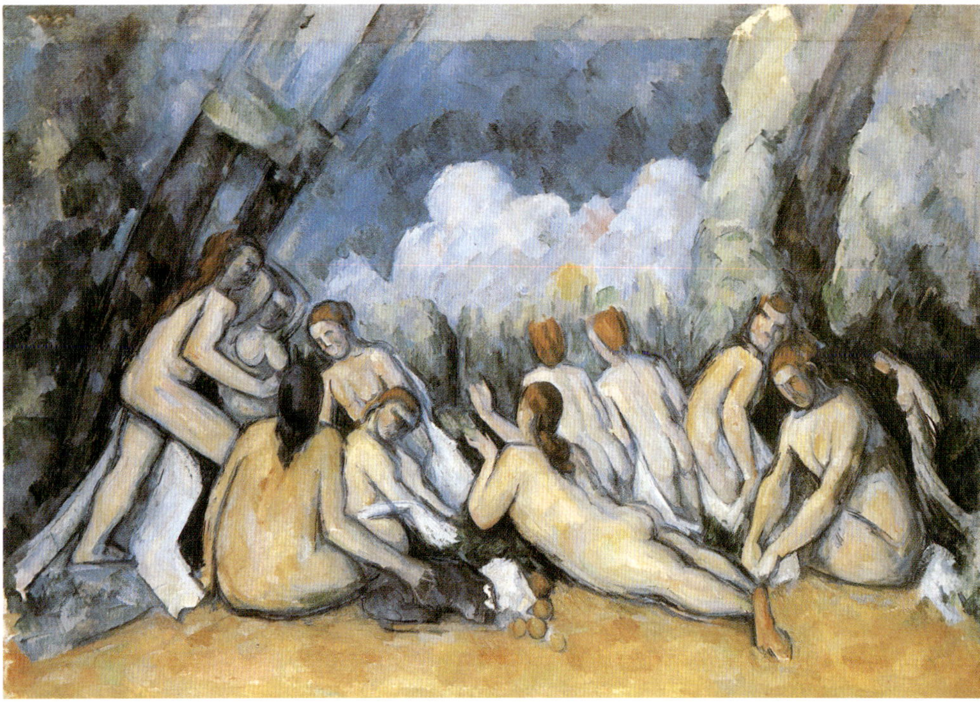

Die großen Badenden,
1895-1904

Cézanne favorisierte eine bestimmte Art der Dreieckskomposition, wie sie sich in den *Großen Badenden* manifestiert. Von Bäumen und Büschen umfangene Akte gruppieren sich um eine ›Mitte‹. So betont Cézanne die Mittelachse und teilt das Bild senkrecht in zwei Hälften. Die Formen der beiden Bäume am linken Bildrand und der im Schritt erstarrten Figur werden vom rechten Baum und der sich davor nach links neigenden Figur wieder aufgenommen.

Es fällt ins Auge, wie wenig sich Cézanne an die menschliche Anatomie hält. Die auf dem Bauch liegende Figur besitzt nicht nur einen seltsam aufgeblähten Leib, sondern ihr Unterkörper scheint auch falsch an ihren Rumpf angesetzt, da die Wirbelsäule auf die linke Seite des Beckens trifft. Die links ins Bild schreitende Badende stützt sich auf einen seltsam langen und kräftigen Oberschenkel. Die rechts sitzende Figur scheint gar keine Unterschenkel zu besitzen, dafür aber einen sehr großen Oberkörper.

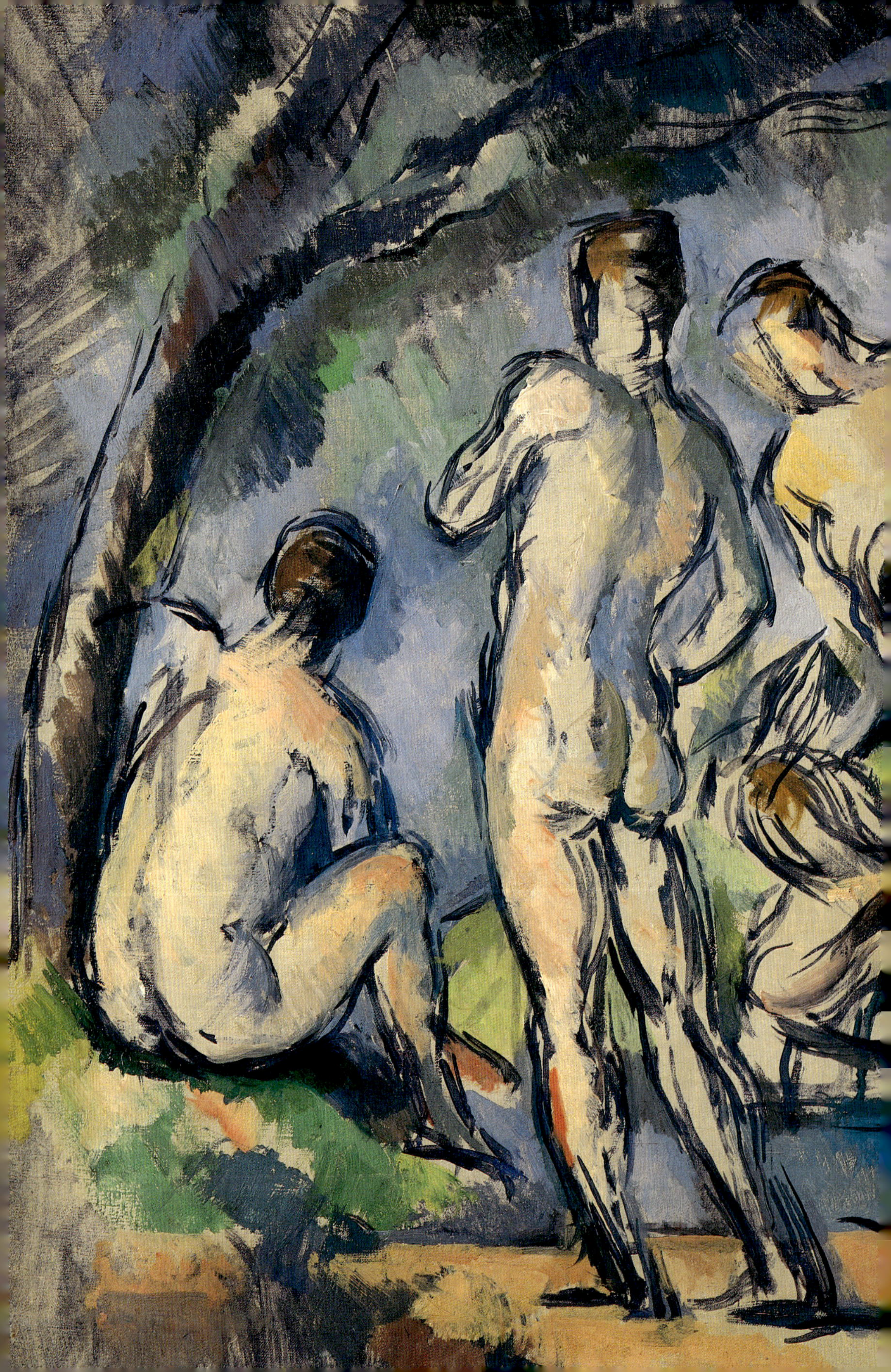

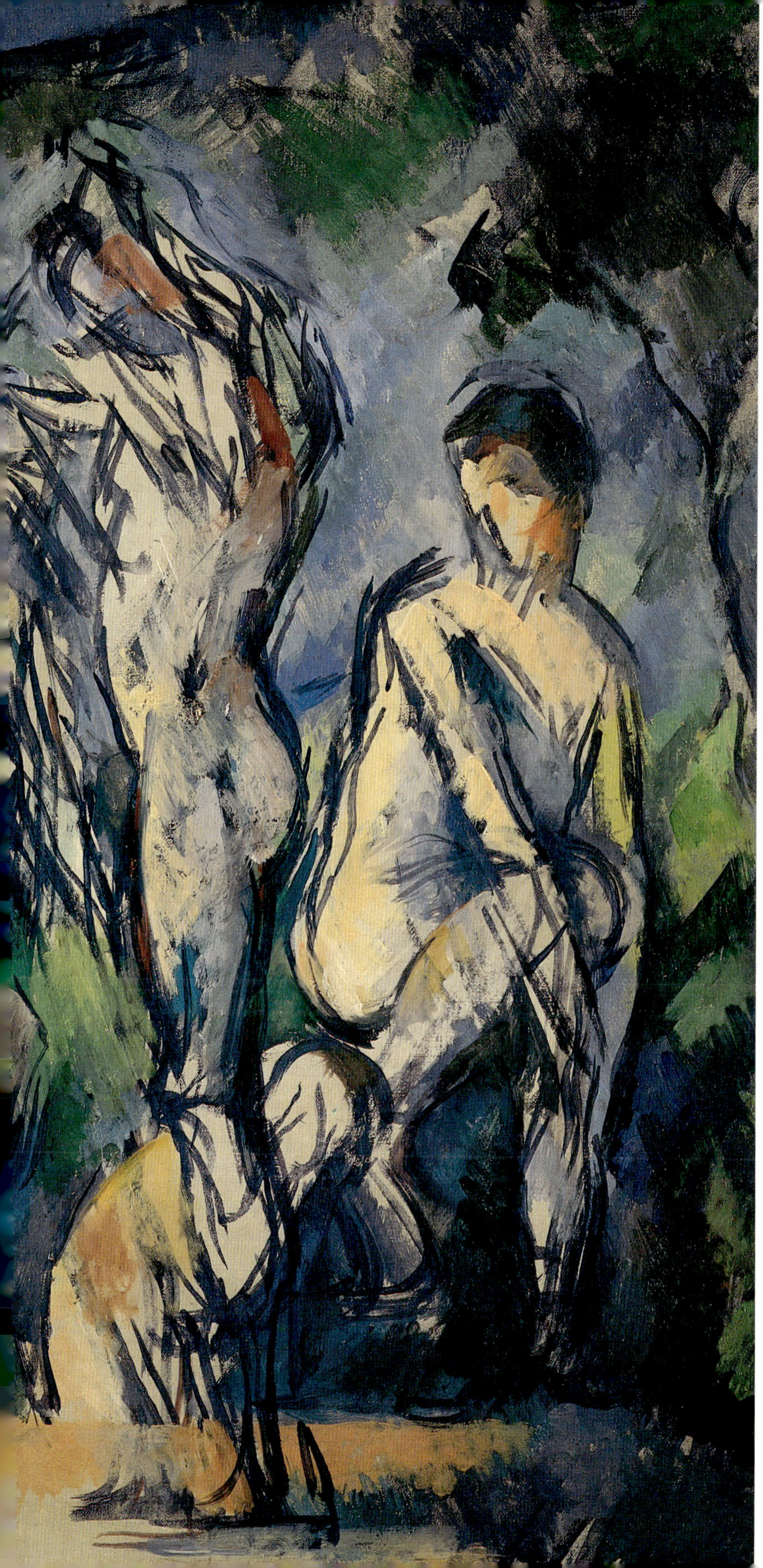

Sieben männliche Badende, 1896-97

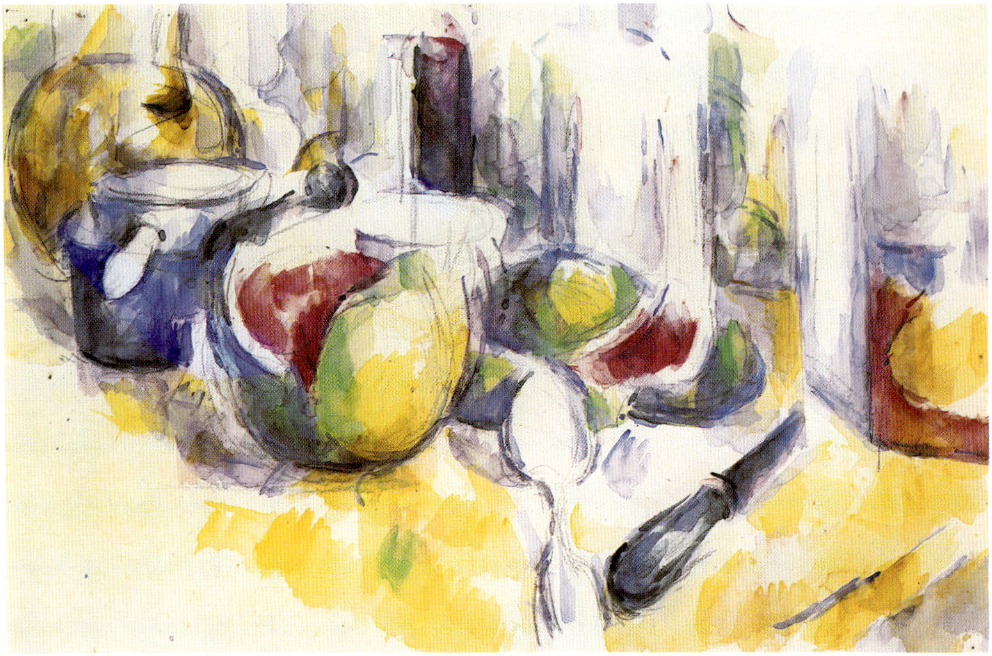

Stilleben mit Granatapfel, 1902-06

Doch Dehnungen, Stauchungen und Verzerrungen sind nicht auf Cézannes Unfähigkeit zurückzuführen, einen Akt zeichnerisch korrekt darzustellen, sondern bewußt eingesetzt. Cézanne ging damit den Weg konsequent weiter, den er mit der Verwendung von ›Figurentypen‹ schon eingeschlagen hatte. Diese Typen wurden zunehmend ihrer menschlichen Individualität entkleidet und immer mehr auf ihre Pose reduziert. Sie sind keine Ausdrucks- oder Inhaltsträger mehr, sondern eine Form, die Cézanne in ein fest gefügtes Kompositionsraster einpaßte. Die Aktfiguren besitzen im formalen Sinne dieselbe Qualität wie die Landschaft. Daraus entsteht kein neues Arkadien, es wird kein neues Paradies auf Erden heraufbeschworen, wie dies Hans von Marées tat. Cézanne wollte kein Ideal mehr darstellen, nicht wie Ingres das Goldene Zeitalter abbilden. Er überträgt diesen Wunschtraum der Harmonie von Mensch und Natur nicht in die Bildrealität. Seine Badenden sind keine Individuen mehr, sie sind Objekte, die Cézanne den Gesetzen der Bildrealität unterwirft, die ausschließlich von künstlerischen Gesichtspunkten bestimmt ist. Auch räumlich und zeitlich entziehen sie sich jeglicher Einordnung.[24] Durch die Sichtbarmachung der bildimmanenten Gesetze gegenüber den Gesetzen der Realität legte Cézanne den Grundstein für den Weg in die Abstraktion. In den *Großen Badenden* bezieht sich Cézanne noch einmal auf die Tradition der Pastorale, indem er an den unteren Rand der Mittelachse einen schlafenden schwarzen Hund und daneben ein paar Früchte legt.

So wie Cézanne die Badenden anordnet, so gruppiert er auch die Früchte in seinen Stilleben. Auch diese sind keine naturgetreue Wiedergabe von Gesehenem. Die Bildgegenstände erscheinen meist in geradezu greifbarer Plastizität. Cézannes Absicht war es, diese Räumlichkeit durch die Farbe entstehen zu lassen, nicht durch Licht und Schatten, wie die Impressionisten. Bevorzugtes Motiv seiner Stilleben sind Früchte, weil deren abgerundete Formen seiner Methode der Farbmodulation entgegen kam.

Stilleben mit Ingwertopf, Kürbis und Auberginen, 1893-94

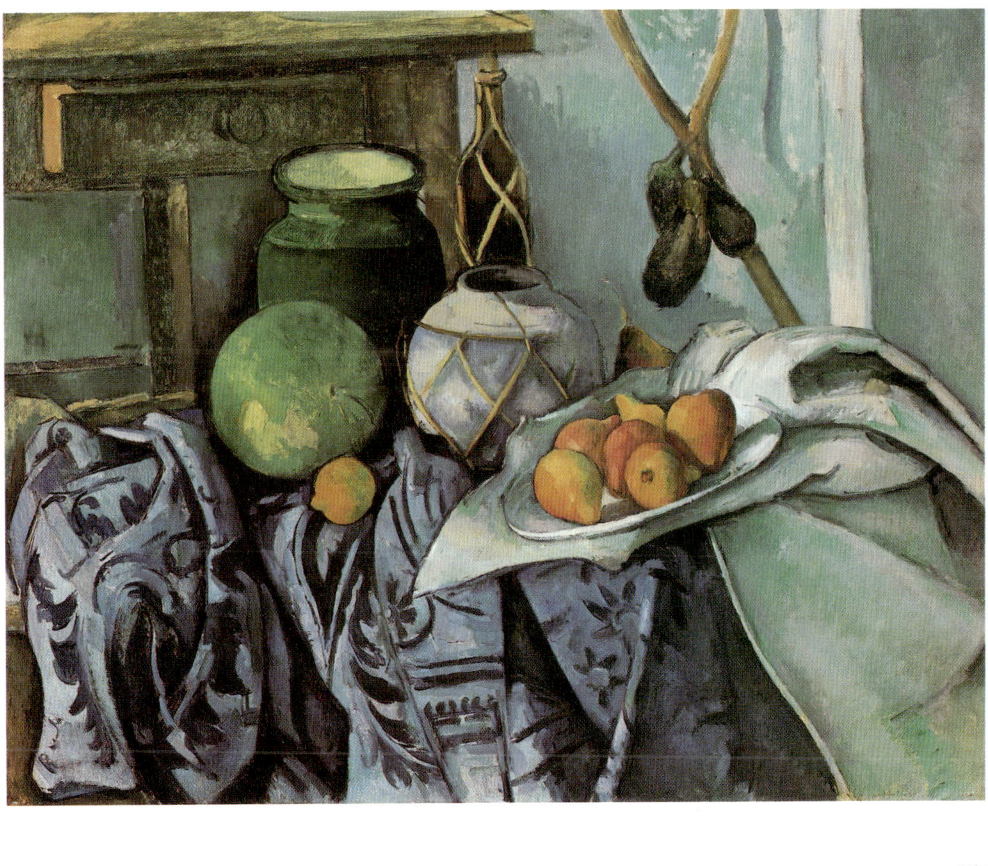

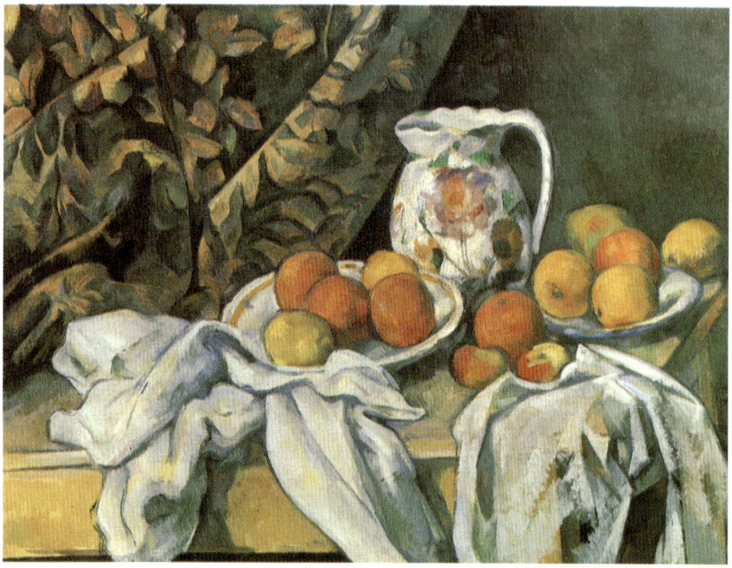

Stilleben mit Fayencekrug, 1900-05
Rechts: Detail

Die auffälligste Eigenart seiner Stilleben liegt jedoch in der Kombination unterschiedlicher Perspektiven. Tischkanten, die von Draperien unterbrochen werden, laufen nach oben oder unten versetzt weiter. Krüge oder Gläser werden frontal und zugleich in Draufsicht wiedergegeben, Tischplatten wirken wie hochgeklappt. Cézanne setzte sich über die Gesetze der Zentralperspektive hinweg, um jeden Gegenstand möglichst erschöpfend zu erfassen. Auch im Bereich der Stilleben orientierte er sich also nicht an den Gesetzen der Realität, sondern gestand seinen Bildern eigene Gesetze zu. Auch hier war Cézannes Kunst zukunftsweisend: Die Mehransichtigkeit der Objekte bildete später einen Ansatzpunkt für die Polyperspektive der Kubisten.[25]

»Der Kontrast und die Beziehung der Farbtöne,
das ist das Geheimnis der Zeichnung und der Modellierung.
Alles übrige ist Poesie.«

Paul Cézanne, überliefert durch Joachim Gasquet

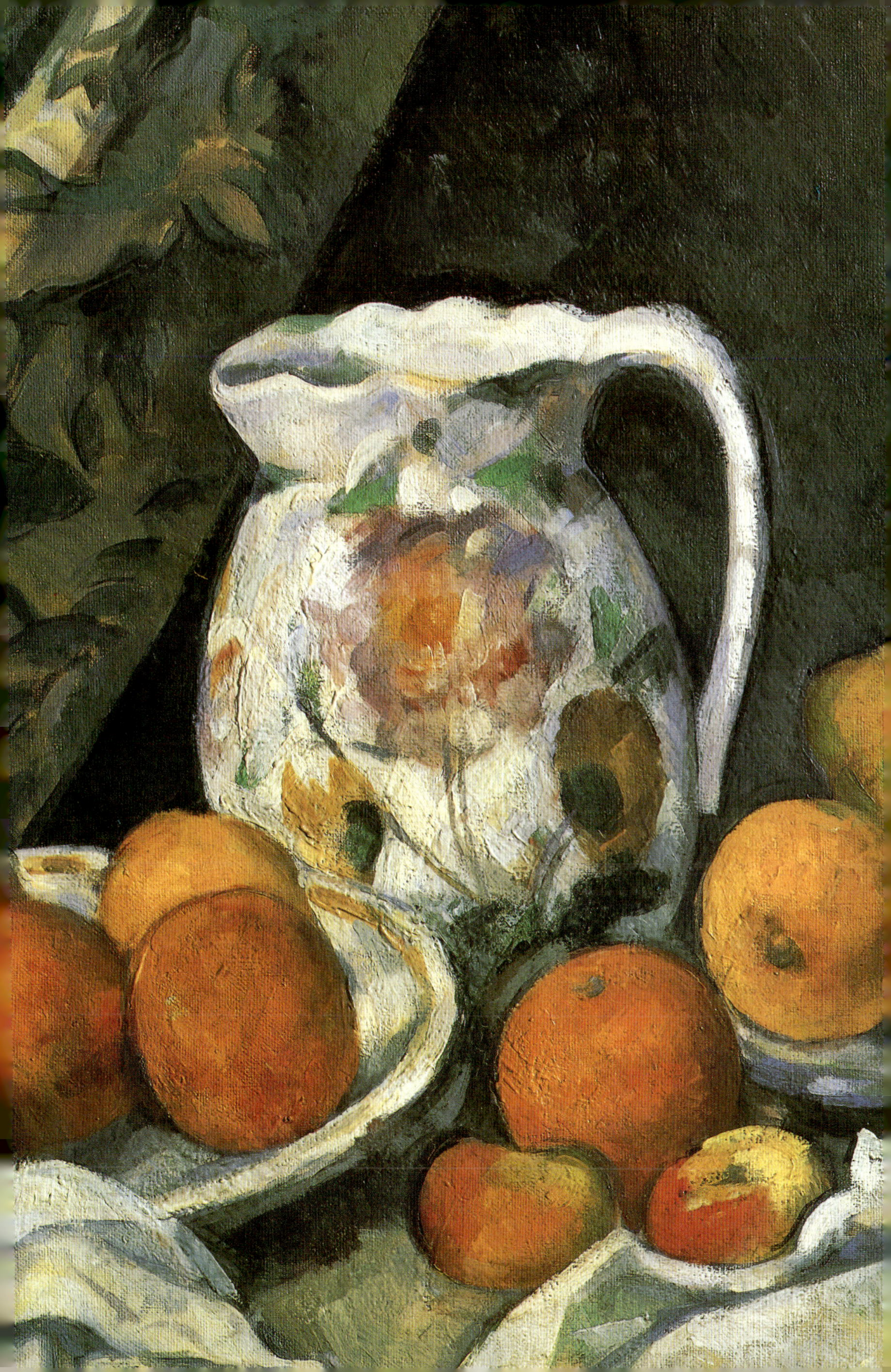

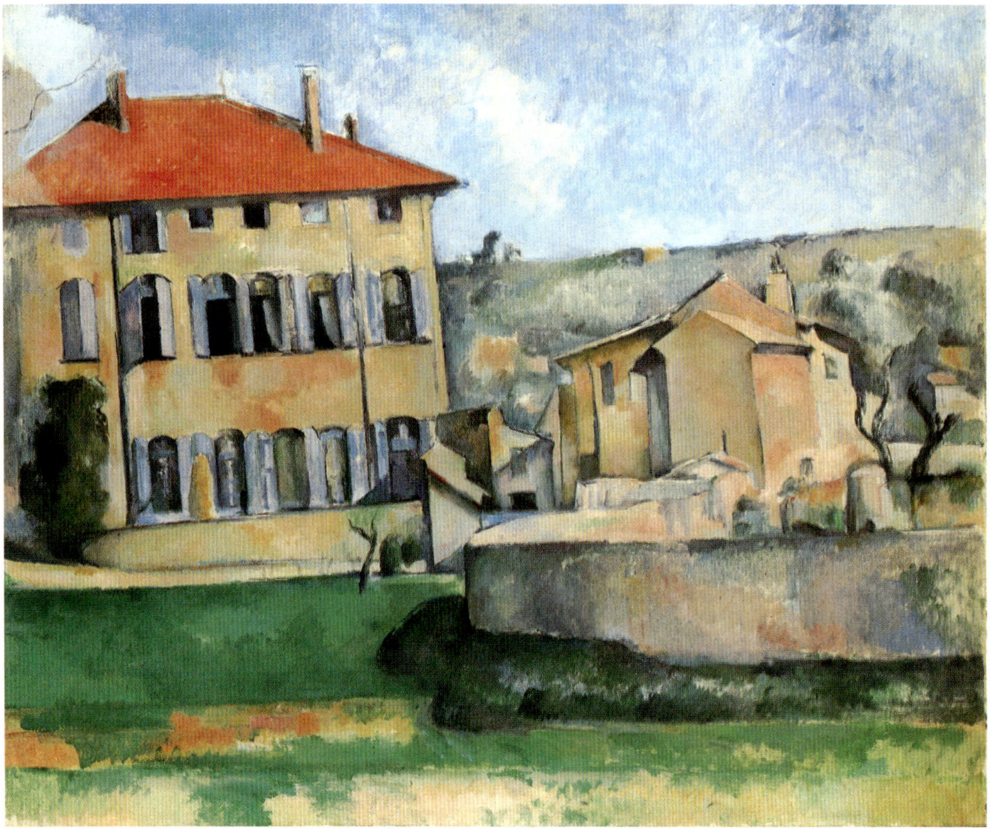

Jas de Bouffan, 1885-87

»In einem guten Bild, wie ich es träume,
gibt es eine Einheit. Die Zeichnung und die Farbe
sind nicht mehr zu trennen.«

Paul Cézanne, überliefert durch Joachim Gasquet

Rückzug in die Provinz – Cézannes Lieblingsplätze

Um als Maler Erfolg zu haben, sah sich Cézanne gezwungen, in Paris zu leben – er behielt deshalb sein Atelier bis zur Jahrhundertwende bei –, doch seine Liebe galt dem Süden; dort finden sich die Wurzeln seiner Kunst und die Quelle seiner künstlerischen Inspiration. Die Beschränkung auf Aix und Umgebung, die sich Cézanne vor allem in seinen letzten Lebensjahren auferlegte, hatte also nur zum Teil gesundheitliche Gründe.

Das Hauptgebäude und das Anwesen des Landgutes ›Jas de Bouffan‹ waren als Bildmotive für Cézanne schier unerschöpflich. Er erfaßte sie von allen denkbaren Standpunkten aus, und obwohl sich die Bildausschnitte teilweise nur wenig unterschieden, entstand jeweils ein neues, einheitliches Bild. Das Gesehene formte er zu einem selbständigen Ganzen, er arbeitete nicht *nach* der Natur, sondern im Gleichklang mit ihr, gemäß seinem eigenen Ausspruch: »Die Kunst ist eine Harmonie parallel zur Natur.«[26]

Die einzelnen Bildelemente des *Jas de Bouffan* sind leicht identifizierbar: links die Schauseite des ›Jas‹ mit seinen beiden hohen Fensterreihen, die Läden geöffnet, darüber das Mezzaningeschoß; rechts neben dem Hauptgebäude die Wirtschaftsgebäude, die im Vordergrund von einer hohen Gartenmauer eingesäumt werden. Aber die einzelnen Bildelemente sind gegeneinander verschoben, wie aus verschiedenen Blickwinkeln betrachtet. Die Hauptschwierigkeit des gewählten Bildausschnittes lag in dem formalen Ungleichgewicht von großem, blockhaftem Wohnhaus und kleinteiligem, verschachteltem Wirtschaftsgebäude. Doch der ausladende Schwung der Gartenmauer verleiht der rechten Bildhälfte ein Gegengewicht. Obendrein werden die dahinter hervorragenden, kleinteiligen Formen der Wirtschaftsgebäude von der Horizontlinie des Hügels stabilisiert. Gleichzeitig hat Cézanne das Herrenhaus leicht nach links geneigt in das Bild gesetzt, so daß ein diffiziles Gleichgewicht der beiden heterogenen Teile entstand.

Indem Cézanne die wirkliche Naturerscheinung nicht nachvollzog, sondern künstlerischen Gesetzmäßigkeiten folgte, gelang ihm die Hervorbringung eines neuen, eigenständigen Bildobjekts. Von erheblicher Bedeutung ist dabei die Farbwahl. Während die linke Bildhälfte auf starke Farbkontraste aufbaut – die Komplementärfarben Grün, Rot und Himmelblau dominieren –, ist die rechte Bildhälfte farblich wesentlich enger verwoben. Die Gartenmauer assimiliert die Grüntöne des Vordergrundes mit dem rötlichen Ocker der Wirtschaftsgebäude und stellenweise mit dem Blau des Himmels. Ebenso werden innerhalb der Wirtschaftsgebäude und dem dahinterliegenden Hügelstreifen alle Farben dieser Bildhälfte aufgenommen. Dadurch entsteht eine engmaschige Farbstruktur, die die Bildgegenstände über ihre eigenen Gegenstandsgrenzen hinaus miteinander verbindet und komplementäre Farbkomplexe zueinander in Beziehung setzt. Diese Farbbehandlung verklammert Vorder-, Mittel- und Hintergrund und läßt die Darstellung flächig wirken, obwohl Cézanne insbesondere in der Umfassungsmauer die Plastizität stark herausgearbeitet hat. Der auf den ersten Blick zufällig ausgewählt wirkende Bildausschnitt erweist sich bei näherer Betrachtung als eine bis ins Kleinste durchdachte Komposition.

Auch im *Haus mit rotem Dach* (Seite 65) erzeugte Cézanne Einheit durch Kontrastierung. Die grundlegende Gegenüberstellung ist im Motiv begründet: im Vordergrund die lebendig sich entfaltende Natur, dahinter im Mittelgrund das starre, unbewegliche Bauwerk, das durch die geschlossenen Fensterläden blockhaft und von seiner Umgebung hermetisch abgeriegelt erscheint. Organisch miteinander verbunden werden die beiden Ebenen durch den Zufahrtsweg, der sich wie ein Keil in die Bildmitte schiebt und durch seine rhythmische Schattierung zugleich Tiefenwirkung suggeriert.

Während die üppige Vegetation, die mit pastos gesetzten Pinselstrichen aufgetragen ist, das Bild gleichsam zu überwuchern scheint, wirkt die Architektur durch ihre statische und flächige Erscheinung eher wie eine Bühnenkulisse vor der Folie eines diffus-blauen Himmels. Auch farblich sind die einzelnen Bildebenen aufeinander bezogen. Den changierenden, leuchtenden Grüntönen der Bäume und Sträucher stehen das gebrochene Blau des Himmels sowie matte Beige-Grautöne des Herrenhauses gegenüber, die bereits im Anfahrtsweg aufgegriffen werden und das Bild somit farblich zusammenbinden.

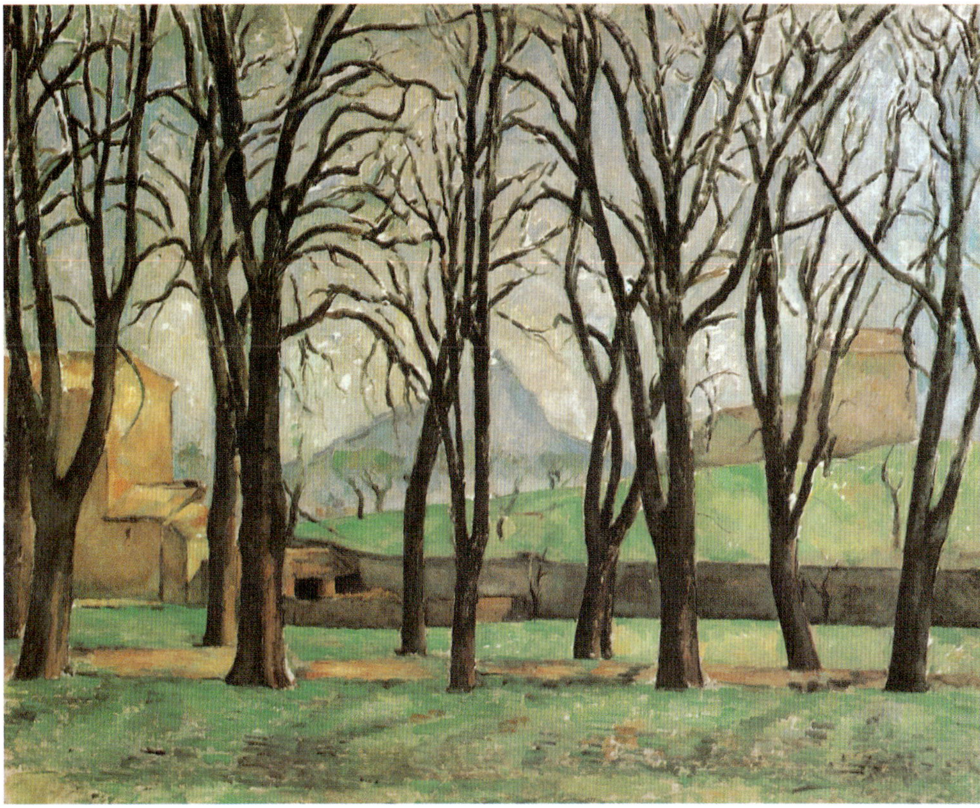

Kastanienbäume im Jas de Bouffan im Winter, 1885-86

Wieder gelingt es Cézanne, durch systematische Kontrastierung von Formen und Farben Harmonie im Bild zu erzeugen: »Nach der Natur sehen heißt das Eigentümliche seines Modells herausfinden. Malen heißt nicht, den Gegenstand sklavisch kopieren: Malen heißt eine Harmonie zwischen zahlreichen Verhältnissen erfassen, sie in eine eigene Farbskala übertragen, indem man sie nach einer neuen und originellen Logik entwickelt.«[27]

Obwohl der Betrachterstandpunkt in *Kastanienbäume und Wirtschaftsgebäude des Jas de Bouffan* (Seite 64) nur wenige Meter verschoben ist, entsteht eine völlig neue Bildwelt, die der vorherigen auf den ersten Blick nicht gleicht. Beherrschendes Bildmotiv sind die beiden Kastanien, die die Sicht auf das Hauptgebäude fast völlig nehmen, so daß die angrenzenden Wirtschaftsgebäude ins Blickfeld geraten. Wiederum sind die einzelnen Bildebenen

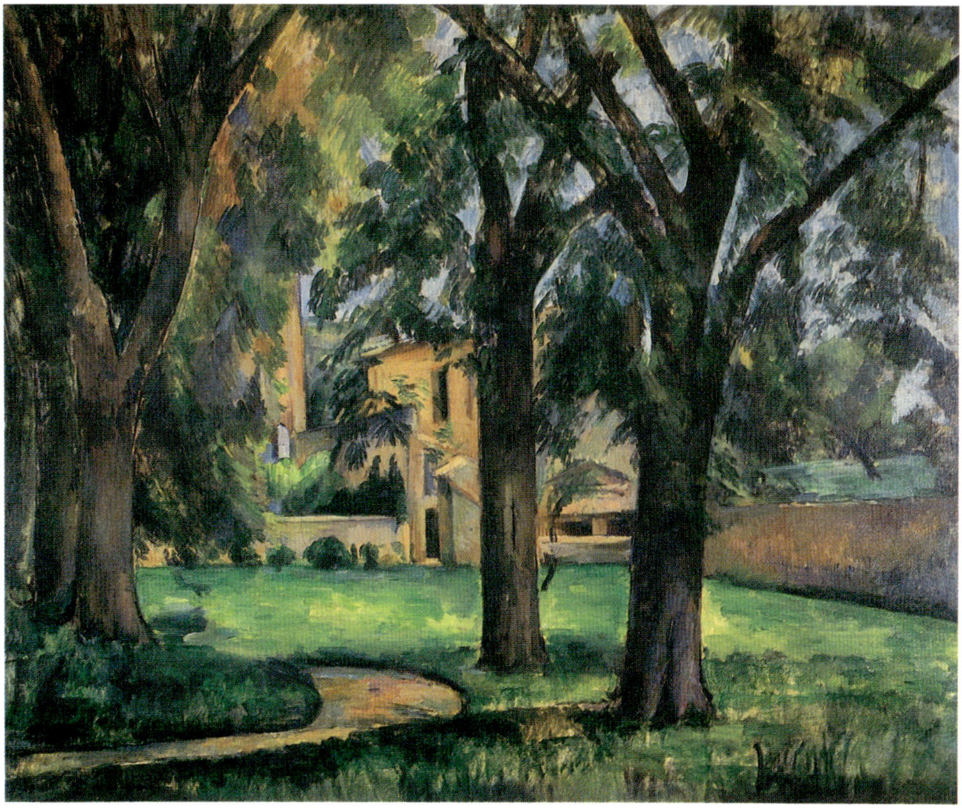

Kastanienbäume und Wirtschaftsgebäude des Jas de Bouffan, 1885-87

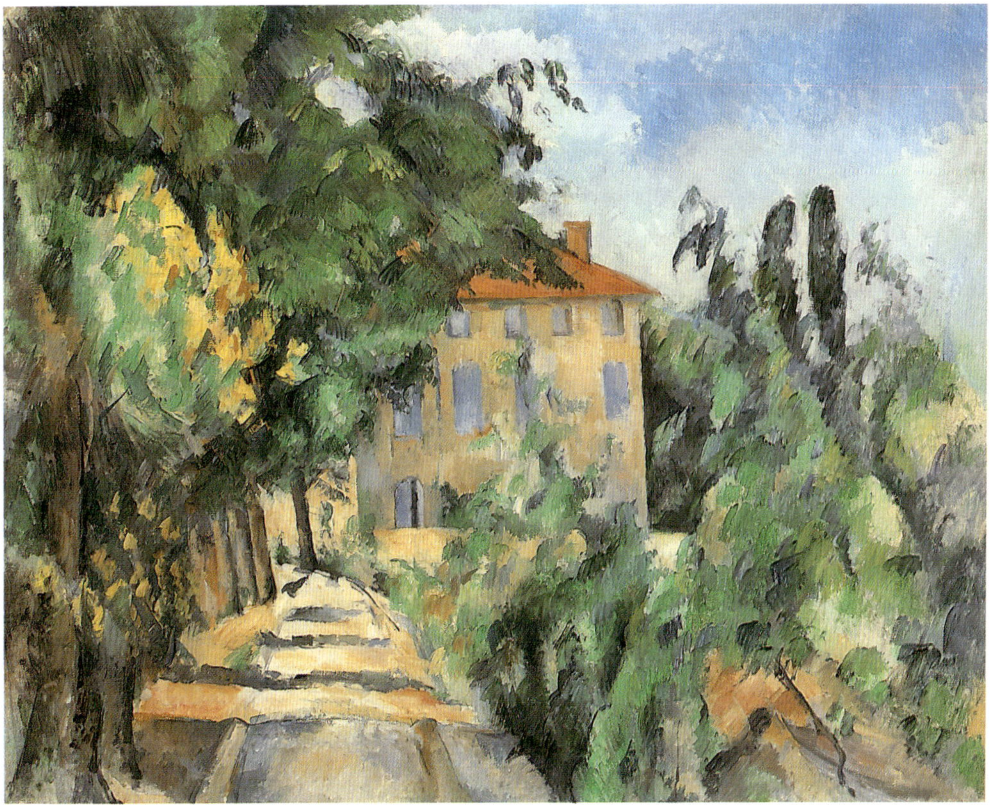

Haus mit rotem Dach. Das Anwesen Jas de Bouffan, um 1887

»Malen heißt nicht,
den Gegenstand sklavisch kopieren:
Malen heißt, eine Harmonie zwischen
zahlreichen Verhältnissen erfassen,
sie in eine eigene Farbskala übertragen,
indem man sie nach einer neuen und
originellen Logik entwickelt.«

Paul Cézanne, überliefert durch Léo Larguier

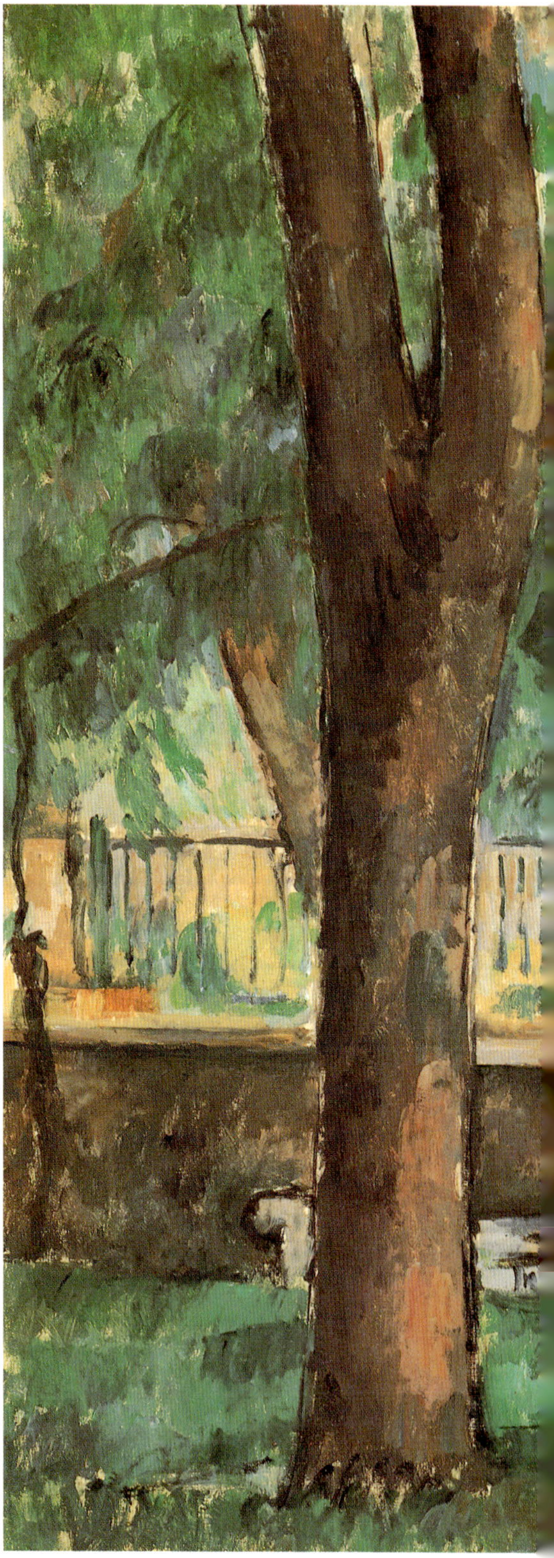

Bassin und Waschplatz
im Jas de Bouffan, 1880-90

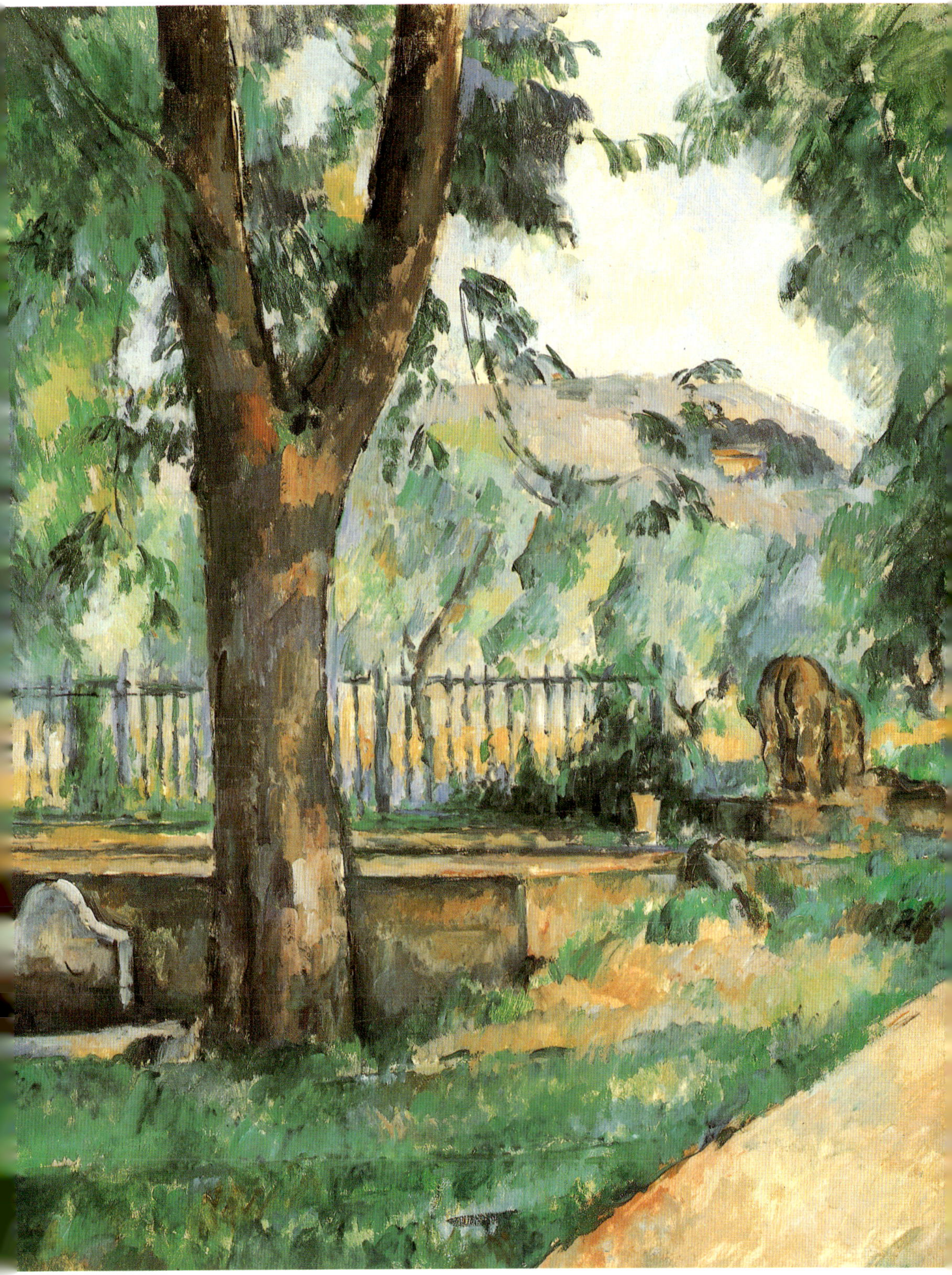

klar voneinander getrennt. Vorder-, Mittel- und Hintergrund werden durch bildparallele Farbzonen charakterisiert, in die sich die beigefarbenen Wirtschaftsgebäude harmonisch einfügen; einzig in den Bäumen werden alle Farben aufgenommen. Tiefe wird durch eine auf die Häuser zuführende Gartenmauer erzeugt.

Wie es jenseits dieses Grundstücks aussah, zeigt *Bassin und Waschplatz im Jas de Bouffan* (Seite 66/67). Auch hier spenden hohe Kastanienbäume Schatten. Vor dem eigentlichen Bassin befindet sich ein kleines Becken, das zum Waschen diente. In der rechten hinteren Ecke des Bassins ist einer der Wasserspeier in Gestalt eines Löwens (von hinten) zu sehen. Eine Atmosphäre andächtiger Stille und Ruhe spricht aus dem Bild; der Bildausschnitt erscheint wieder wie zufällig gewählt. Alle Bildebenen sind durch ein einheitliches Kolorit miteinander verwoben, wobei die Farbpalette im Hintergrund heller wird.

Vierzig Jahre lang lebte Cézanne im ›Jas de Bouffan‹, zunächst mit seiner Familie, also seinen Eltern und den beiden Schwestern Marie und Rose.

Weitaus einschneidender als seine Heirat war im Jahr 1886 für Cézanne der Tod seines Vaters, der ihn schlagartig zu einem wohlhabenden Mann werden ließ. Ab diesem Zeitpunkt sprach er mit großer Achtung von ihm. Während seine Schwester Rose, die 1881 den Rechtsanwalt Maxime Conil heiratete, ihre Erbschaft in Grundbesitz anlegte, machte sich Cézanne über solche Dinge keine Gedanken. Allerdings war für den Endvierziger die Atmosphäre im ›Jas‹ jetzt entspannter, weshalb er sich auch immer öfter hierher zurückzog. Als 1897 seine Mutter starb, übernahm zunächst seine Schwester Marie die Haushaltsführung. Bald auftretende Erbstreitigkeiten führten jedoch dazu, daß der ›Jas‹ 1899 verkauft werden mußte, was Cézanne zwar bedauerte, aber nicht verhindern konnte. Möglicherweise fühlte er sich seiner Familie noch immer unterlegen.

Seine familiären Schwierigkeiten und seine Sehnsucht nach dem Süden ließen Cézanne schon früh die Umgebung von Aix erkunden. Lange Zeit war L'Estaque seine liebste Enklave gewesen. Zum ersten Mal hatte er sich hier 1864 aufgehalten, aber damals interessierten ihn Landschaften als Bildmotiv wenig, so daß diese erste Begegnung noch keine Spuren in seinem Werk hinterließ.

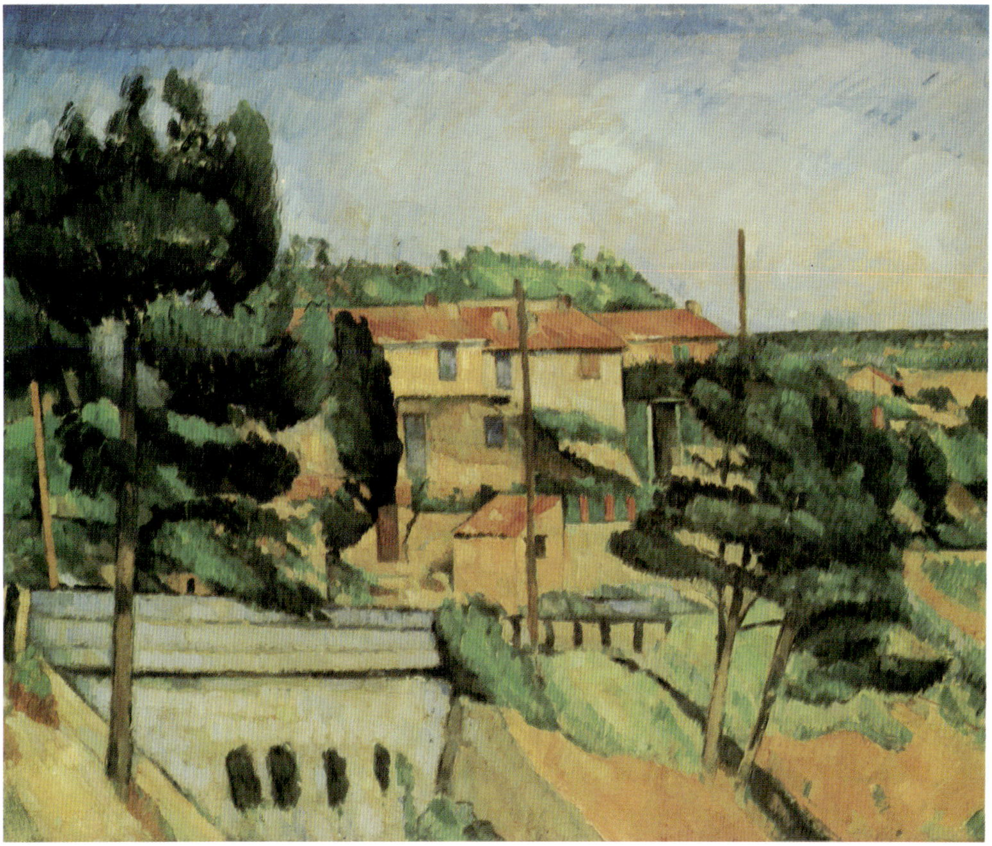

Die Eisenbahnbrücke bei L'Estaque, 1883

Von seinem zweiten Besuch (1870) an bis 1888 hielt er sich häufig dort auf.

»Ein Dorf etwas außerhalb von Marseille, das in der Mitte einer felsengesäumten Meeresbucht liegt. Die Gegend ist herrlich. Wie Arme umfassen die Felsen den Golf, während in der Ferne die Kette der Inseln den Horizont zu versperren scheint. Wie ein großer Teich liegt das Meer da, wie ein See, der bei schönem Wetter tiefblau schimmert. Am Fuß der Berge zieht sich das Häusermeer von Marseille stufenweise über flache Hügel hin. Wenn die Sicht klar ist, kann man von L'Estaque aus die graue Mole von La Joliette und die Masten der Schiffe im Hafen erkennen. Dahinter ist auch die auf einem hohen Hügel zwischen Bäumen gelegene weiße Kapelle von Notre-Dame de la Garde sichtbar. In leichten Rundungen zieht sich die Küste von Marseille aus dahin, vor L'Estaque werden die Einbuchtungen tiefer und weiter. Fabriken, die manchmal hohe Rauchfahnen ausstoßen, reihen sich an der Küste. Wenn die Sonne hoch am Himmel steht, scheint das Meer, fast schwarz, zwischen den beiden Gebirgsausläufern eingebettet zu schlafen. Das leuchtende Weiß der felsigen Berge wird durch Gelb- und Brauntöne gedämpft, und die Kiefern heben sich als grüne Punkte von der roten Erde ab. Dieses gewaltige Panorama liegt wie eine Vorahnung des Orients im flirrenden Licht des Tages.

Doch L'Estaque bietet nicht nur den Zugang zum Meer. Durch das Dorf, ans Gebirge gelehnt, führen Wege, die sich im Gewirr der zerklüfteten Felsen verlieren ... Nichts ist mit der wilden Majestät dieser Felsschluchten, die sich in die Berge graben, vergleichbar: Zwischen ausgedörrten Abhängen mit Kiefern und rostroten und blutfarbenen Mauern winden sich enge Pfade in der Tiefe des Abgrunds. Manchmal öffnen sich die Engpässe auf ein spärlich mit Olivenbäumen bewachsenes Feld, das sich über eine Talniederung erstreckt, oder man wird eines versteckten Hauses mit bemalter Fassade und verschlossenen Fensterläden ansichtig. Dann wieder Wege voller Brombeerbüsche, undurchdringliche Dickichte, aufgehäufte Steine, ausgetrocknete Flußbetten – alle Überraschungen eines Fußmarsches durch die Wüste. Hoch oben über dem schwarzen Saum von Kiefern spannt sich der blaue seidene Himmel wie ein endloses Band.

Zwischen Felsen und Meer liegt ein schmaler Küstenstreifen, jene rote Erde, in der die Ziegeleien, die Hauptindustrie der Gegend, beim Tonabbau ungeheure Löcher ausgehöhlt haben ... Man glaubt hier über Straßen aus Gips zu gehen; man sinkt knöcheltief ein, und beim geringsten Windstoß bedecken große Staubwolken wie Puder die Hecken ... Wenn dies ausgetrocknete Land einmal vom Regen getränkt wird, entfalten sich Farben unglaublicher Intensität: Die rote Erde blutet, die Kiefern schimmern smaragden, und die Felsen glänzen in dem Weiß frisch gewaschenen Linnens.«[28]

So schildert Zola das Städtchen. Cézanne sieht das alles wesentlich nüchterner. Für ihn bietet der Ort »einige sehr schöne Ansichten«[29], die er auch immer wieder festhielt. Berühmt geworden durch die Kubisten Picasso und Braque um 1908[30], ist L'Esta-

Blick auf L'Estaque und das Château d'If, 1883-85

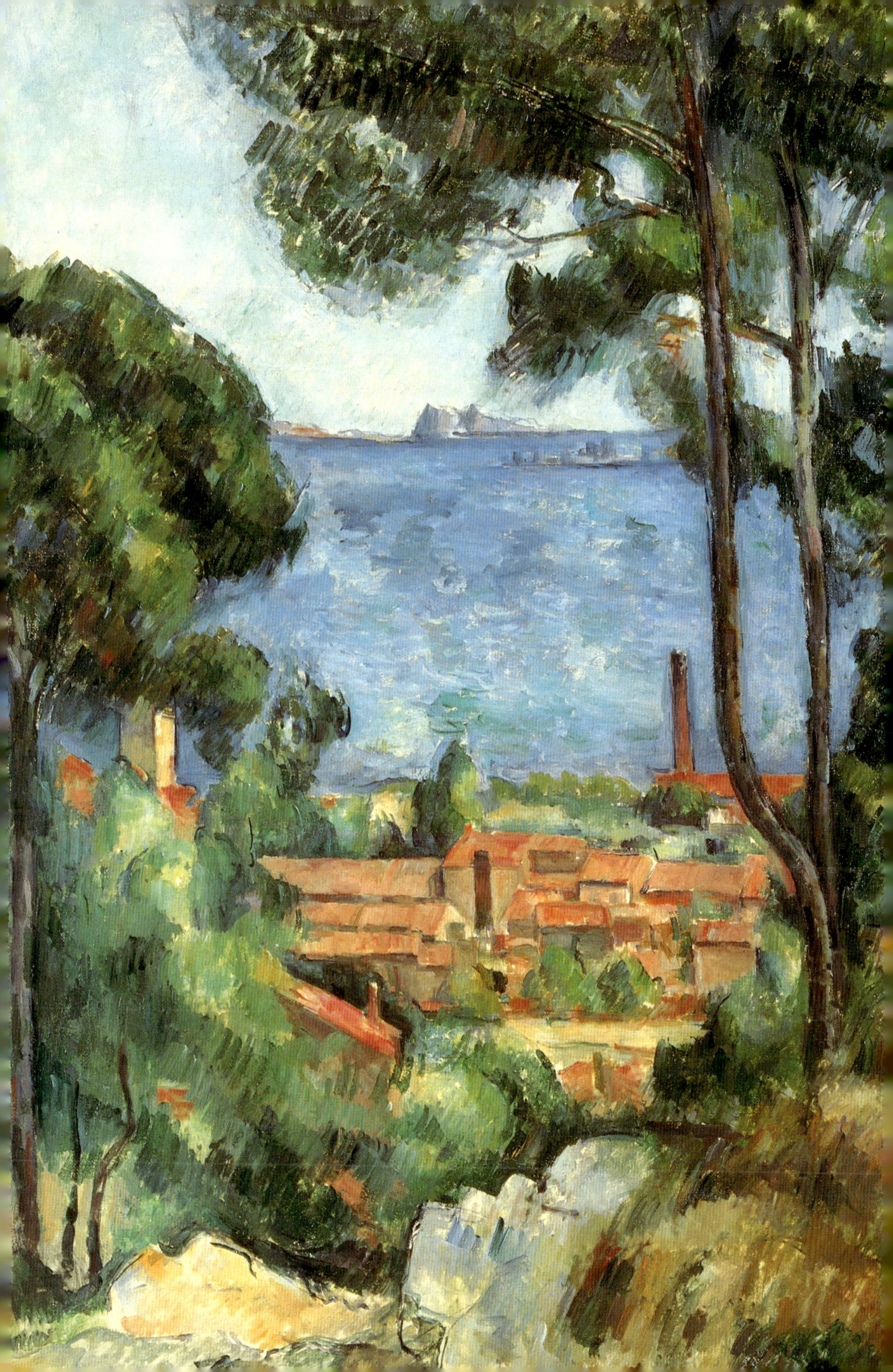

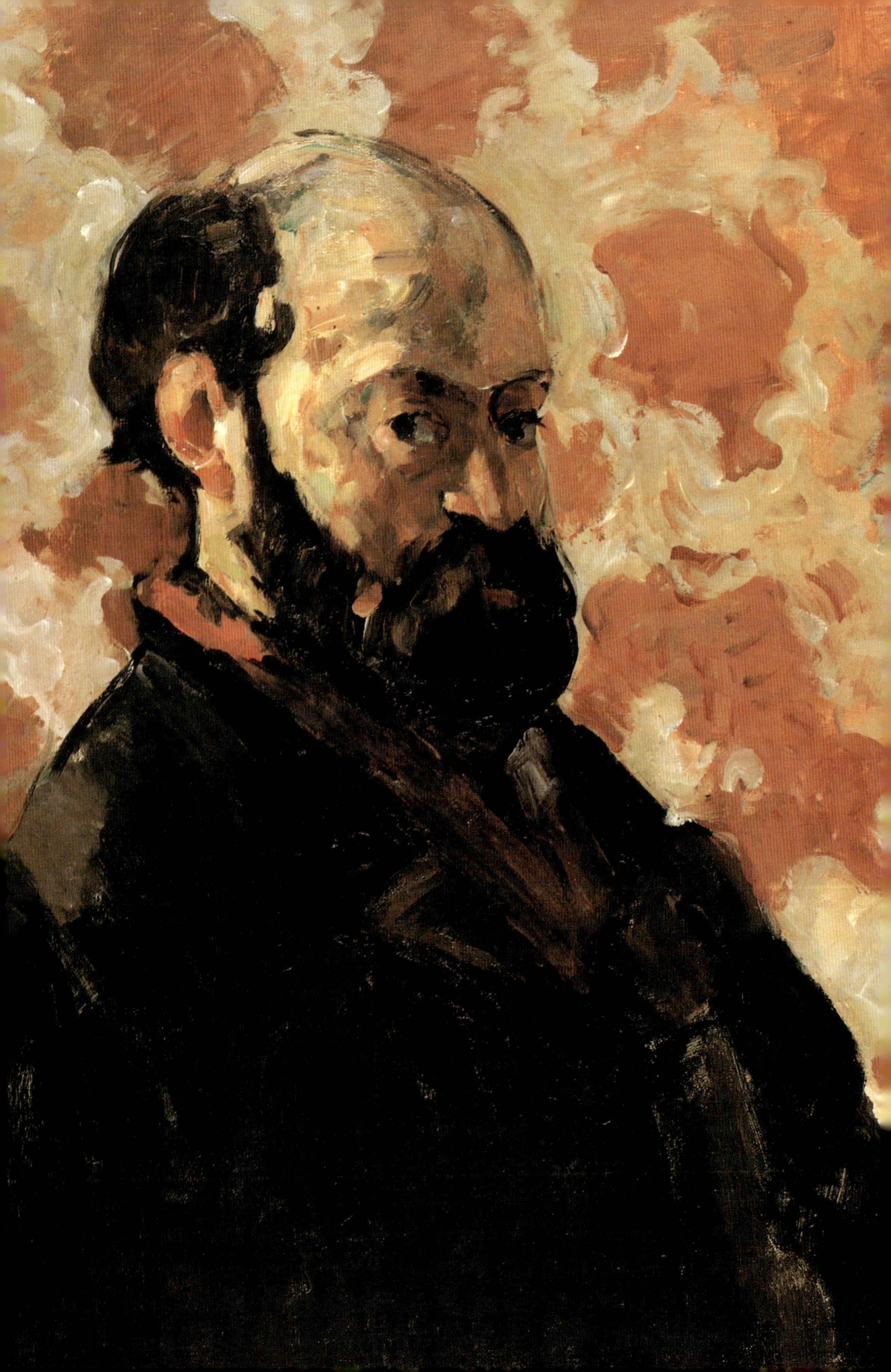

que mittlerweile ein relativ unbedeutender Industrievorort von Marseille; wie zu Cézannes Zeiten finden sich hier hauptsächlich Ziegelbrennereien. Die ehemals am Strand liegenden Fischerboote mußten Yachten Platz machen. Aber noch immer bieten die zerklüfteten Kalksteinfelsen einen majestätischen Anblick; heute sind sie ein beliebtes Erholungsgebiet der Einwohner Marseilles.

Diese Felsen nutzte Cézanne in vielen seiner Ansichten. Das bereits 1878 entstandene Bild *Meer bei L'Estaque* (vgl. Seite 48/49), seit den vierziger Jahren im Besitz Picassos, ist von einem Weg durch die Felsen aus erfaßt, der den Blick auf das unterhalb liegende Dorf und – im Hintergrund – das Meer eröffnet. Diese Dreischichtigkeit des Bildaufbaus ist auch für die folgenden L'Estaque-Ansichten charakteristisch. Ganz im Vordergrund, fast noch zum Umraum des Betrachters gehörend, führt der Weg mit den Bäumen ins Bild hinein. Die Stämme rahmen das eigentliche Motiv ein und vermitteln gleichzeitig zu den anderen Bildzonen. Von hier aus blickt man hinunter auf den Abhang, an den sich das Dorf schmiegt. Die Häuser sind kubisch vereinfacht, das Ziegelrot der Dächer kontrastiert mit dem Grün der Vegetation. Raumeindruck entsteht durch die Schräge des Abhangs. Die Komposition folgt einem strengen Vertikal-Horizontal-Aufbau: Die Senkrechten der Bäume und des Schornsteins werden verspannt mit den Waagerechten des Weges und des Horizontes. Dieses strenge Schema lockerte Cézanne mit Hilfe zweier sich kreuzender Bilddiagonalen auf: dem Abhang und dem sich von rechts nach links ins Bild neigenden Baum. Emile Bernard gegenüber erklärte er den Bildaufbau seiner Gemälde sehr anschaulich: »... Man behandle die Natur gemäß Zylinder, Kugel und Kegel und bringe das Ganze in die richtige Perspektive, so daß jede Seite eines Objektes, einer Fläche nach einem zentralen Punkt führt. Die mit dem Horizont parallel verlaufenden Linien geben die seitliche Ausdehnung, das heißt einen Ausschnitt der Natur ... Die zu diesem Horizont senkrecht stehenden Linien geben die Tiefe. Nun liegt aber die Natur für uns Menschen mehr in der Tiefe als in der Fläche, daher die Notwendigkeit, in unsere durch die roten und gelben Farbtöne wiedergegebenen Lichtvibrationen eine genügende Menge von Blau zu mischen, um die Luft fühlbar zu machen.«[31]

Selbstporträt vor blaßrotem Hintergrund, um 1875

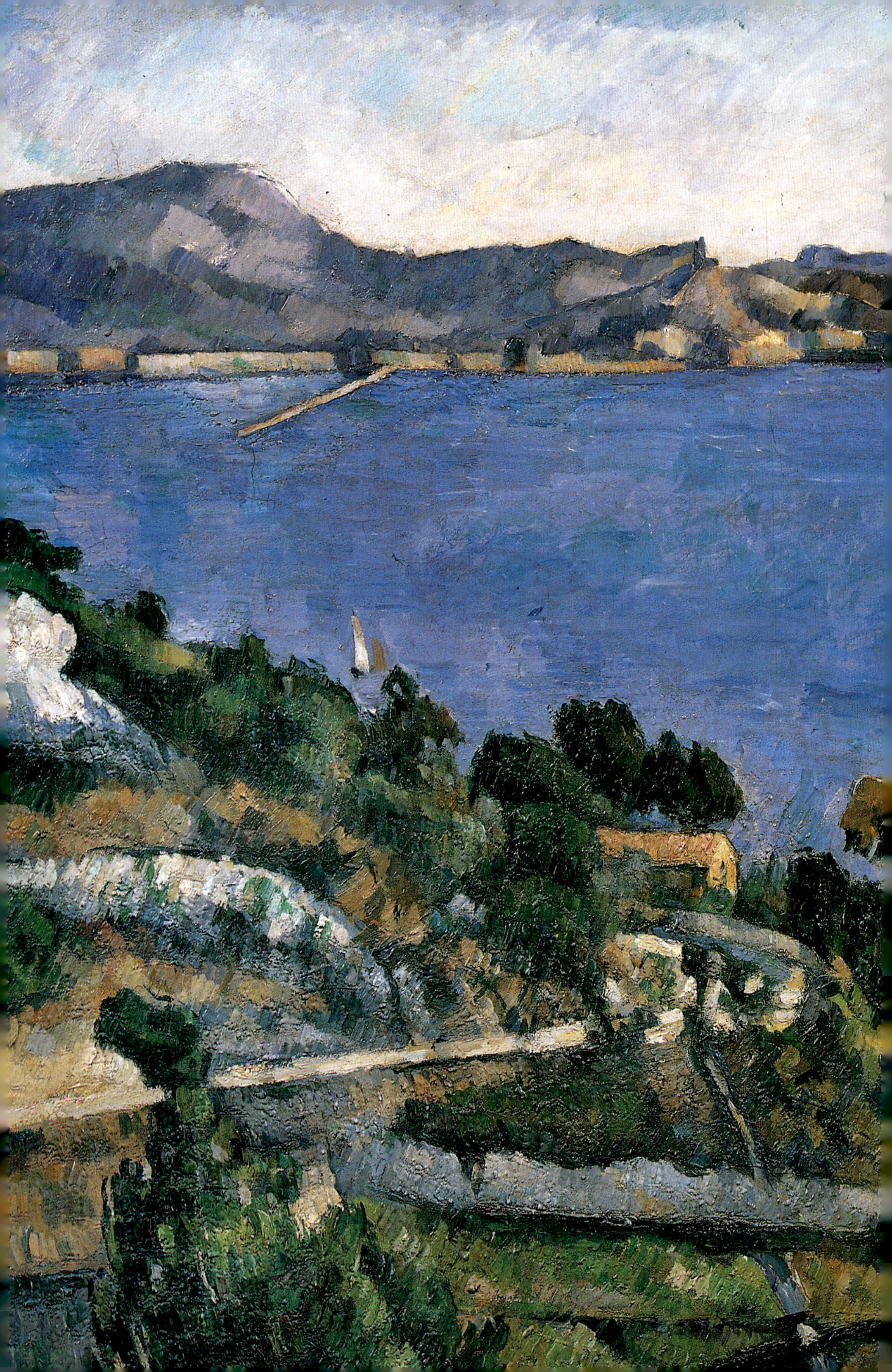

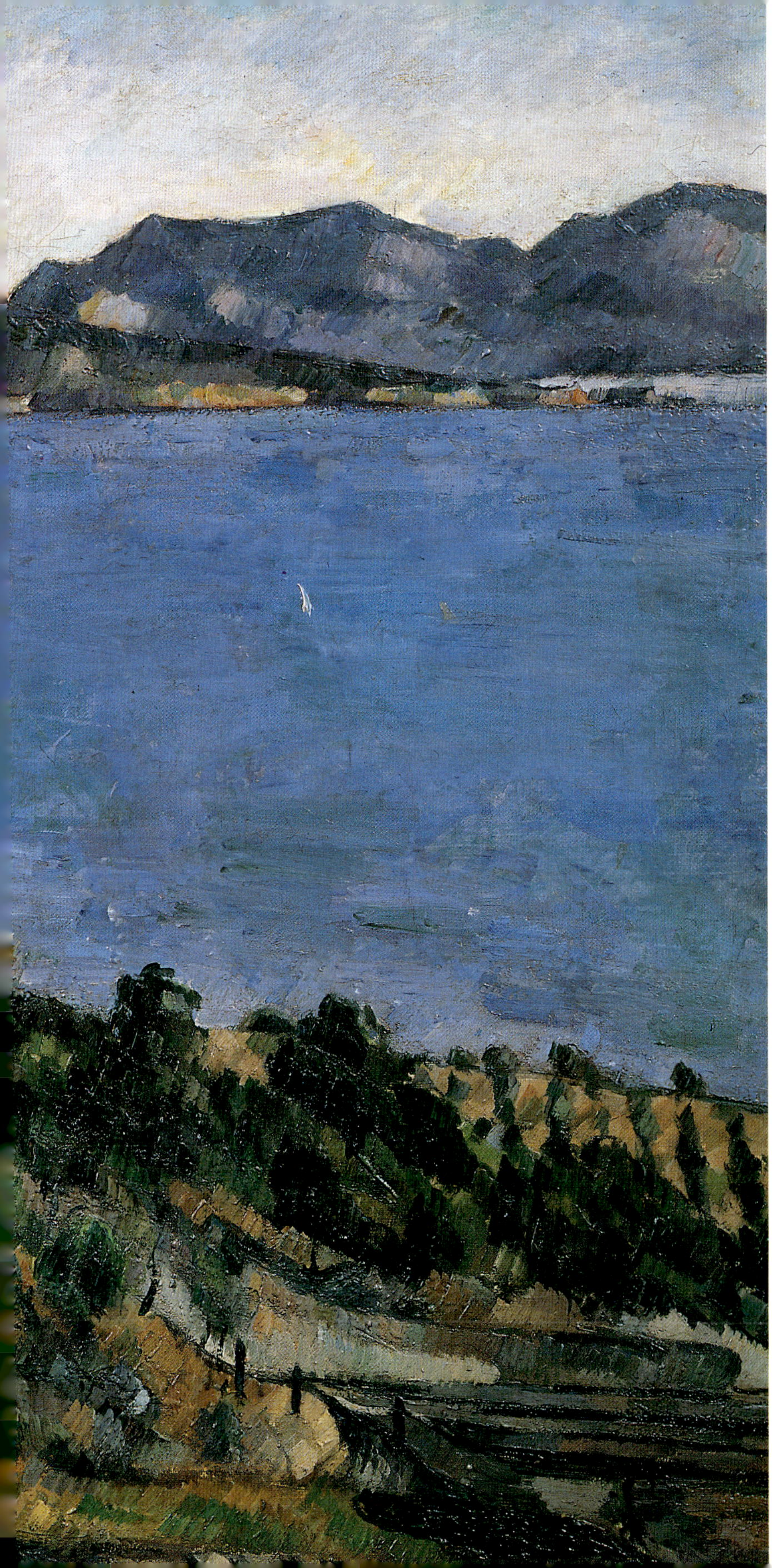

L'Estaque, von Marseille aus gesehen, um 1878/79

In *Blick auf L'Estaque und das Château d'If* (Seite 71) befinden sich die kubisch vereinfachten Gebäude in der Ebene, in die ein steiler Abhang hinabführt. Im Hintergrund, der Küste vorgelagert, ist das Château d'If zu sehen. Ursprünglich war das Château 1524 erbaut worden, um Stadt und Hafen zu schützen; es wurde jedoch bereits kurze Zeit später als Staatsgefängnis für politische Gefangene genutzt.

Als Cézanne in den achtziger Jahren beschloß, sich fest in L'Estaque niederzulasen, mietete er sich ein kleines Häuschen am Ortsrand. Am 24. Mai 1883 schrieb er von L'Estaque aus an Zola: »Ich werde erst nächstes Jahr wieder nach Paris zurückkehren; ich habe in L'Estaque ein kleines Haus mit Garten genau oberhalb des Bahnhofs gemietet, am Fuß des Hügels, wo hinter mir die Felsen mit den Pinien beginnen. Ich beschäftige mich immer noch mit Malerei.«[32]

Abgeschreckt durch die fortschreitende Industrialisierung der Gegend kam Cézanne immer seltener nach L'Estaque. In einem Brief an sein Patenkind Paulette Conil erläuterte er im nachhinein seine Enttäuschung darüber: »Ich entsinne mich wohl an L'Establon und die ehemals so malerischen Ufer der Bucht von L'Estaque. Leider ist das, was man den Fortschritt nennt, nichts als die Invasion der Zweifüßler, die nicht ruhen, bis sie alles in scheußliche Quais mit Gaslampen und – was noch schlimmer ist – mit elektrischer Beleuchtung verwandelt haben. In welchen Zeiten leben wir!«[33]

Nach einer rätselhaften Liebesaffäre 1885 – nur durch einen Brief Cézannes bezeugt – zog er sich im August wieder nach Aix zurück. Von hier aus ging er jeden Tag nach Gardanne, einem kleinen Städtchen siebzehn Kilometer südöstlich seiner Heimatstadt gelegen, wo das gleichnamige Bild entstand (Seite 77). Auffällig und ungewöhnlich staffeln sich hier die Häuser den flachen Hügel hinauf, auf dem eine Kirche mit hohen Türmen steht. Die Anlage dieses Ortes schien ihm sehr zu gefallen, denn er entschloß sich, zusammen mit Hortense und Paul dorthin zu ziehen. Der distanzierte Betrachterstandpunkt, die Strenge der Komposition und die Reduktion auf architektonische Formen reihten die Gardanne-Bilder bereits unter die frühkubistischen Werke.

Einer von Cézannes Lieblingsplätzen in den achtziger Jahren war das Anwesen Bellevue, das seine Schwester Rose und ihr

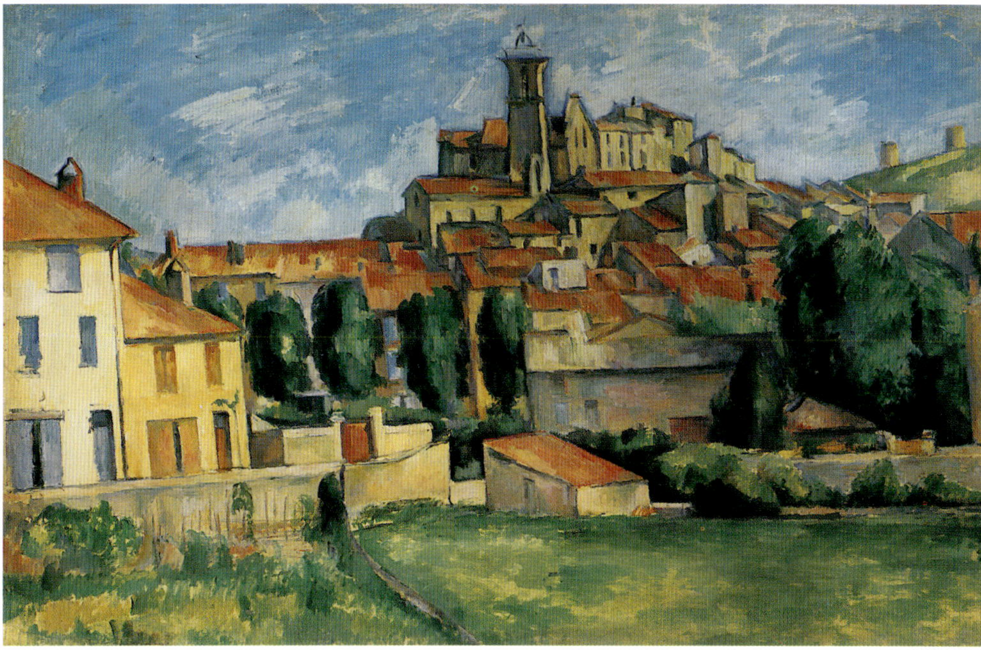

Gardanne, 1885-86

Mann Maxime Conil seit 1881 bewohnten. Westlich von Aix lag es auf einem Hügel, von wo sich ein schöner Blick auf das Arc-Tal eröffnete (vgl. Seite 88/89). Hier entstanden zahlreiche Landschaften, meist mit Blick auf das Eisenbahnviadukt und den Mont Sainte-Victoire im Hintergrund. Auch hier in Bellevue konnte er sicher sein, keiner Menschenseele – ausgenommen die wenigen ländlichen Einwohner – zu begegnen.

In Aix verspürte er immer noch den gleichen Widerwillen, den er als junger Mann empfunden hatte. Die Kleinstadt war für ihn im negativen Sinne Provinz. Dennoch kam er immer wieder hierher zurück. »Als ich in Aix war, schien es mir, daß ich mich andernorts besser fühlen würde, und nun, da ich hier [Talloires] bin, sehne ich mich nach Aix. Das Leben beginnt für mich von einer tödlichen Monotonie zu sein.«[34]

Da 1899 der ›Jas de Bouffan‹ verkauft worden war, zog Cézanne in eine kleine Aixer Stadtwohnung in der Rue Boulegon 23. Als Haushälterin beschäftigte er Madame Brémond, da seine Frau und sein Sohn vorwiegend in Paris lebten. Um nicht mehr alleine leben zu müssen, hatte er 1891 die beiden genötigt, nach Aix zu ziehen. Aber – wie zu erwarten – kam es relativ schnell zu Spannungen zwischen Hortense und Cézannes Familie. Außerdem fand Hortense Aix entschieden zu provinziell, weshalb sie schließlich doch wieder nach Paris ging.

Seine Menschenfeindlichkeit, persönliche Enttäuschungen und seine Überempfindlichkeiten ließen den Maler immer ›kauziger‹ werden. Je älter Cézanne wurde, desto größer wurde seine Abneigung gegen jegliche Veränderung, auch und gerade in seiner Heimatstadt Aix: »Ich bin hier geboren; ich werde hier sterben. Ich habe es verlassen, als ich aus der Schule kam, um nach Paris zu gehen, und einundzwanzig Jahre später habe ich es nicht wiedererkannt, die Gesichter der jungen Mädchen, die ich vor meiner Abreise betrachtet hatte, hatten sich zu stark verändert. Heute ändert sich alles in der Wirklichkeit, aber nicht für mich, ich wohne in der Stadt meiner Kindheit, und es ist im Blick der Leute meines Alters, in dem ich die Vergangenheit sehe. Ich liebe über alles den Anblick der Leute, die alt geworden sind, ohne den Gebräuchen Gewalt anzutun durch die Annahme der Gesetze der Zeit. Ich hasse die Auswirkungen dieser Gesetze. Sehen Sie diesen Cafébesitzer, der vor seiner Tür unter diesem Spindelbaum sitzt, was für ein Stil! Sehen Sie andererseits auf dem Platz diese Verkäuferin, sicher ist sie nett, und man soll nichts Schlechtes von ihr sagen. Trotzdem, ihre Frisur, ihre Kleider, wie banal und verlogen!«[35]

Dieser starke Konservatismus, im Alter gepaart mit einem praktizierten Katholizismus, resultierte nicht aus provinzieller Engstirnigkeit, sondern einerseits aus seiner Suche nach Wahrheit und ewigen Werten, andererseits aus seiner gesellschaftlichen Außenseiterposition. Jahrelang war er wegen seiner Malerei angefeindet worden und immer wieder wurde ihm der ›Salon‹ verweigert:

»Der Grund dafür, daß die offiziellen Salons auf so niedriger Stufe bleiben, liegt darin, daß sie nur mehr oder weniger verbreitete Verfahrensarten akzeptieren. Es wäre besser, mehr persönliche Empfindung, mehr Beobachtung und mehr Charakter anzuwenden.

Der Louvre ist das Buch, in dem wir lesen lernen. Doch dürfen wir uns nicht damit begnügen, die schönen Formeln unserer berühmten Vorgänger beizubehalten. Suchen wir, uns von ihnen zu entfernen, um die schöne Natur zu studieren; trachten wir danach, ihren Geist zu erfassen, und bemühen wir uns, uns unserem persönlichen Temperament entsprechend auszudrücken. Die Zeit und die Überlegung ändern übrigens nach und nach die Art zu sehen, und schließlich kommt uns das Verständnis.«[36]

Als schließlich seine Bedeutung von jungen Malerkollegen wie Maurice Denis und Paul Gauguin erkannt wurde, war der alternde Künstler psychisch nicht mehr in der Lage, neue Kontakte zu knüpfen und Beziehungen einzugehen. Er war ganz in der Sehnsucht nach der sinnerfüllten Zeit seiner Jugend gefangen. Nur zu wenigen, ihm besonders nahestehenden Personen hielt er Kontakt. Abgesehen von seinem Sohn Paul, stand er mit Emile Bernard in regem Briefwechsel, dem wir wesentliche Kenntnisse über Cézannes Kunstauffassung verdanken.

Große Kiefer und rote Erde, um 1895

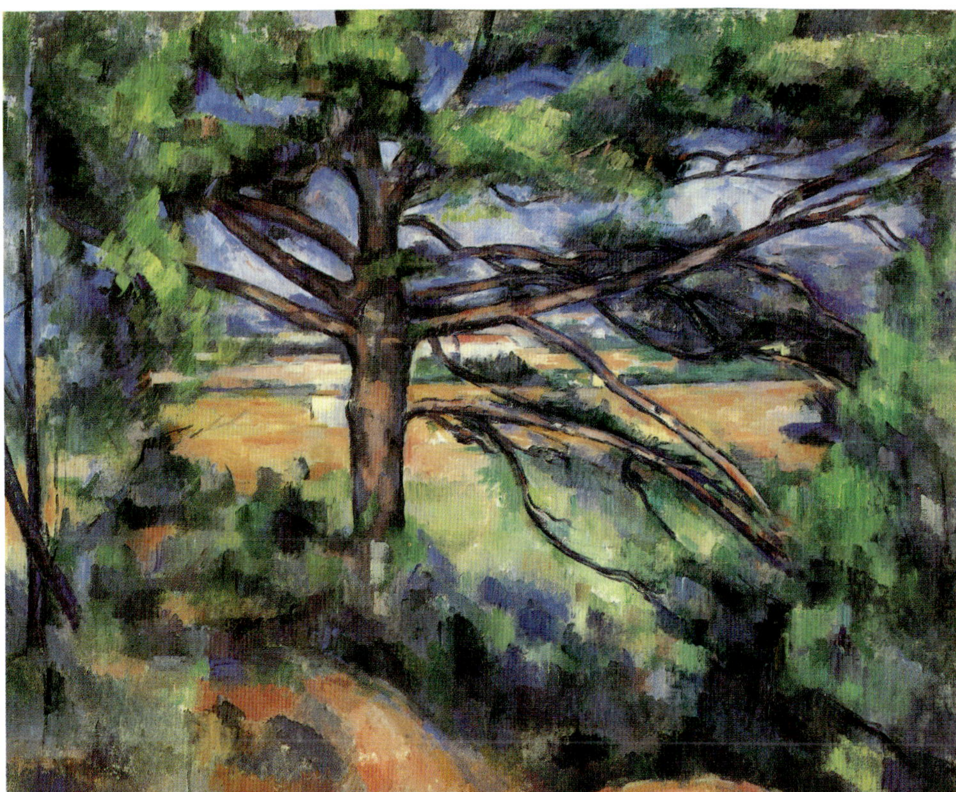

Cézanne trieb es immer wieder aus der Stadt hinaus. Im November 1901 erwarb er ein Grundstück am Chemin des Lauves, an einem Hügel im Norden von Aix. Hier ließ er sich nach eigenen Plänen ein Atelier bauen, das er im September 1902 beziehen konnte. Das Ateliergebäude bestand aus zwei Geschossen: Das Erdgeschoß war in mehrere kleine Räume aufgeteilt, das Obergeschoß mit einer Fläche von rund fünfundfünfzig Quadratmetern und einer Höhe von gut fünf Metern diente als Atelierraum. An seiner Südwand blickte man durch zwei Fenster auf Aix, ein drittes Fenster erhellte das Treppenhaus. Die gegenüberliegende Wand bestand aus einer riesigen Fensterfläche. Ideale Lichtverhältnisse also für einen Atelierraum. Vor dem Haus lag eine etwa sechs Meter breite Terrasse, die durch eine niedrige Mauer vom dahinterliegenden Garten abgetrennt war. Hier arbeitete der *Gärtner Vallier*, der Cézanne als letzter Porträt saß (vgl. Seite 99).

Heute beherbergt das ehemals allein stehende Gebäude ein Museum. Der Atelierraum wurde so belassen, wie der Künstler ihn hinterließ. Cézannes Wege ›zum Motiv‹ sind heute touristisch erschlossen.[37] Die Straße beginnt in Aix und führt nach Osten in Richtung Le Tholonet, ein rund fünf Kilometer entferntes Dorf. Die kurvenreiche Straße führt auf den Mont Sainte-Victoire zu. Ein nach links abzweigender Pfad schlängelt sich in sanfter Steigung in den Wald hinein. Hier gelangte man an Felsblöcken und Mühlrädern vorbei (Seite 82) zu einem verlassenen Haus (Seite 83), von wo aus sich ein herrlicher Blick auf den Westflügel des Château Noir öffnet. Dieses verfallene Schlößchen lag auf halber Strecke zwischen Aix und Le Tholonet. Es war in der zweiten Hälfte des 19. Jahrhunderts in neogotischem Stil im Auftrag eines Kohlenhändlers errichtet worden. Zwei separate Gebäude stehen im rechten Winkel zueinander, das Hauptgebäude nach Süden zur Straße und zum Tal hin, das Nebengebäude im Westen. Zwischen beiden erstreckte sich eine Säulenreihe, die ursprünglich für eine Orangerie gedacht war; dieser Teil wurde aber nie fertiggestellt. Die Säulen blieben ohne Funktion und verliehen dadurch der ganzen Anlage eine romantische Ruinenstimmung. Die Gartenanlage bestand aus einer wilden unberührten Waldlandschaft. Aus den Ritzen und Spalten der bizarren Felsformationen wuchsen Bäume und Sträucher hervor, eine schier unerschöpfliche Motivquelle für den Maler.

Große Kiefer und rote Erde, um 1895, Detail

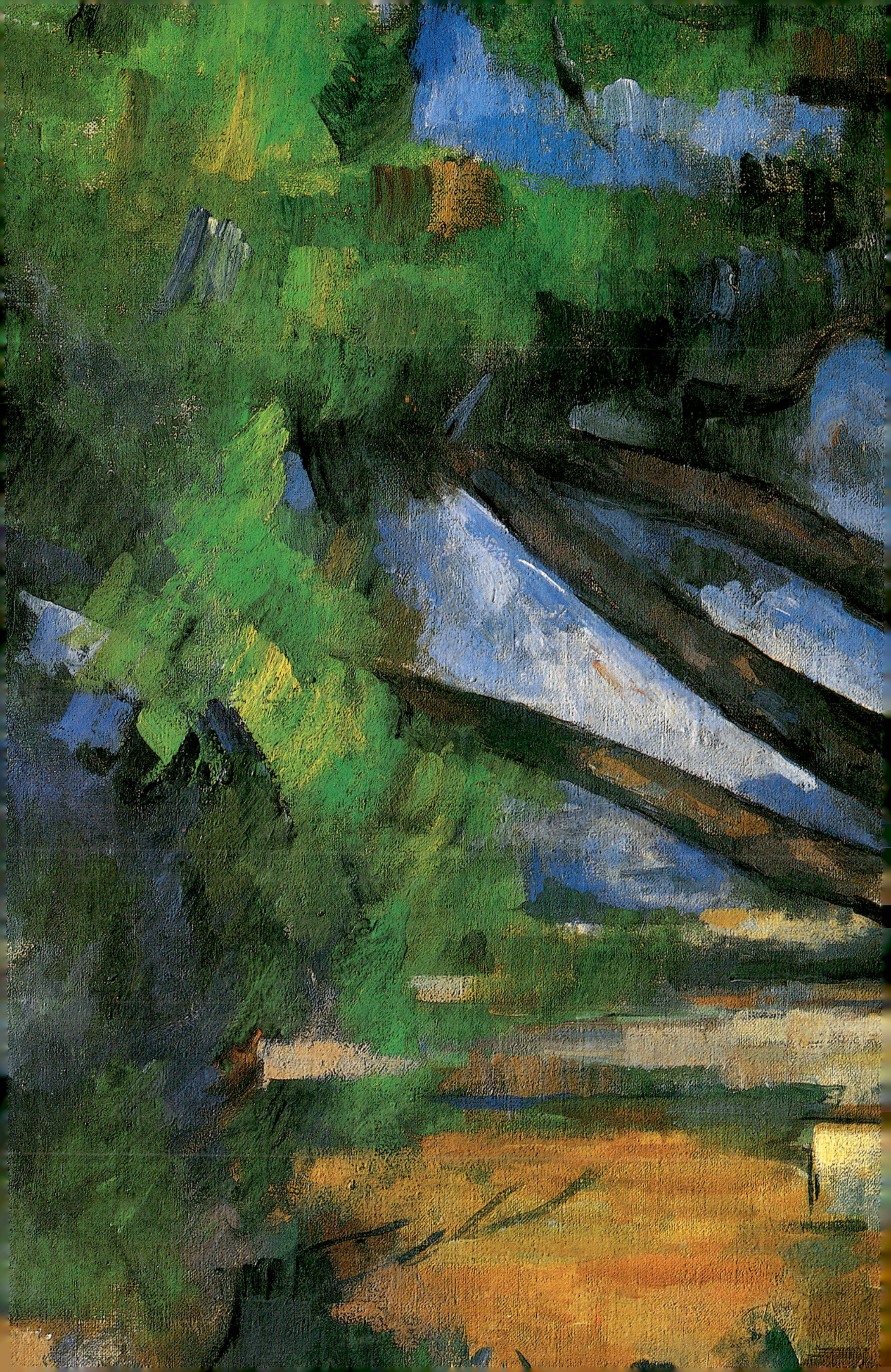

Um das Château Noir rankten sich Sagen und Geschichten. Angeblich hatte es sein Erbauer schwarz streichen lassen; dem Mann wurde nachgesagt, Alchimist gewesen zu sein und mit dem Teufel im Bunde zu stehen. Diese Legende verdeutlicht, wie unheimlich das unvollendete Gebäude am Hügel gewirkt haben muß. Als der ›Jas de Bouffan‹ verkauft wurde, bemühte sich Cézanne vergeblich, das die meiste Zeit des Jahres leer stehende Château zu erwerben. Sicherlich faszinierte ihn die mystische Ausstrahlung des Gebäudes, die er in seinen Gemälden noch unterstrich (Seite 84/85).

Ähnlich begeistert wie von den *Mühlsteinen* war Cézanne vom Steinbruch Bibémus, den man auf einer Straße nördlich des Château Noir erreichte – eine große Anlage, die aber damals

Wald mit Mühlstein, 1892-94

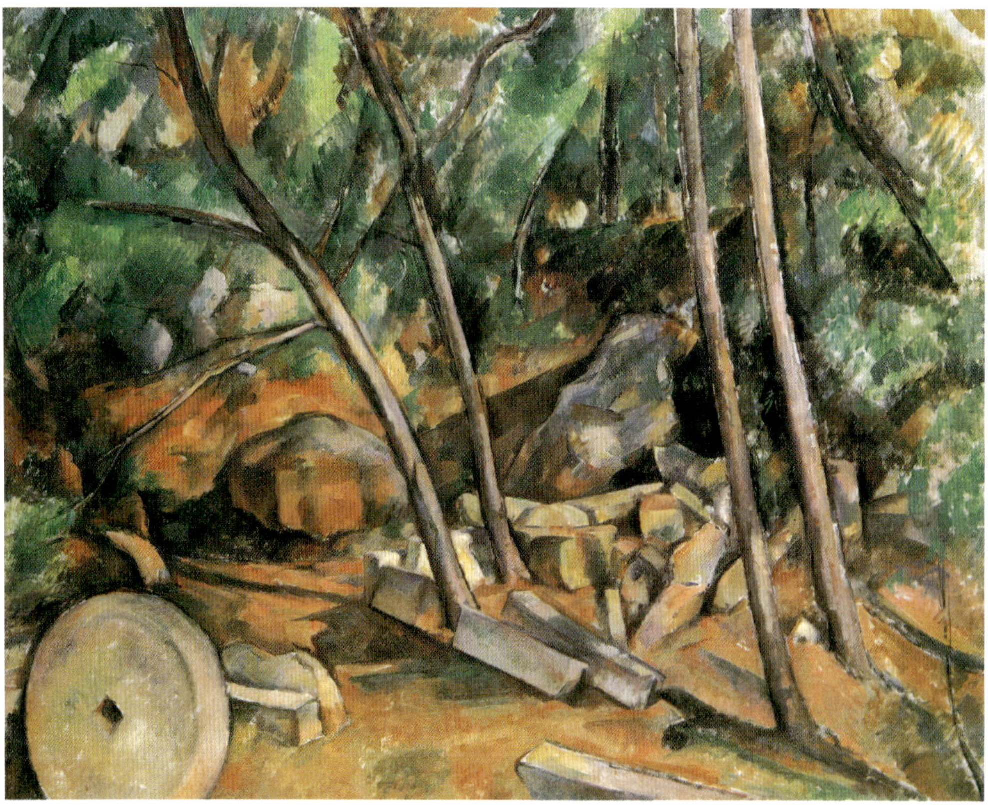

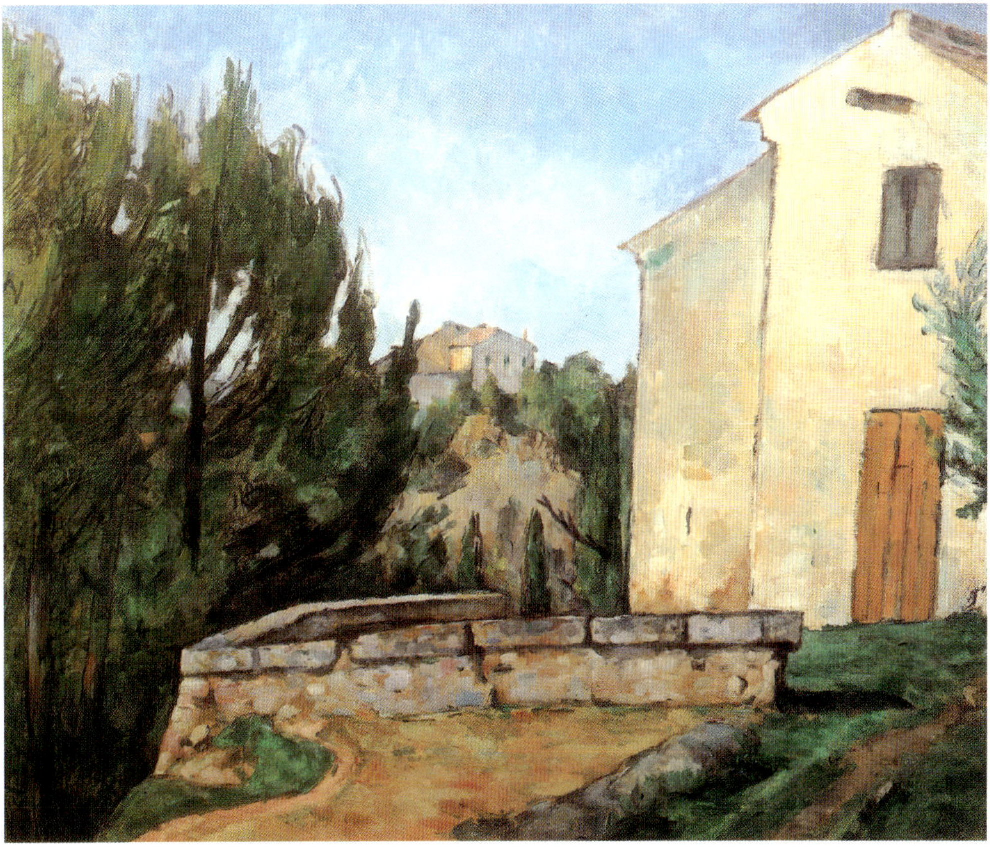

Das verlassene Haus bei Le Tholonet, 1878-79

schon einige Zeit still lag. Cézanne mietete sich hier eine einsam gelegene, kleine Hütte, ein Cabanon, um seine Malutensilien unterzustellen.

Die von Menschenhand bearbeiteten, ungewöhnlichen Formationen der Steine waren von Büschen und Bäumen bewachsen und boten neben einem reizvollen, kontrastreichen Anblick ein ideales Experimentierfeld für seine ›Farbmodulationen‹: Fläche, Körper und Raum entstehen allein aus der Farbe.

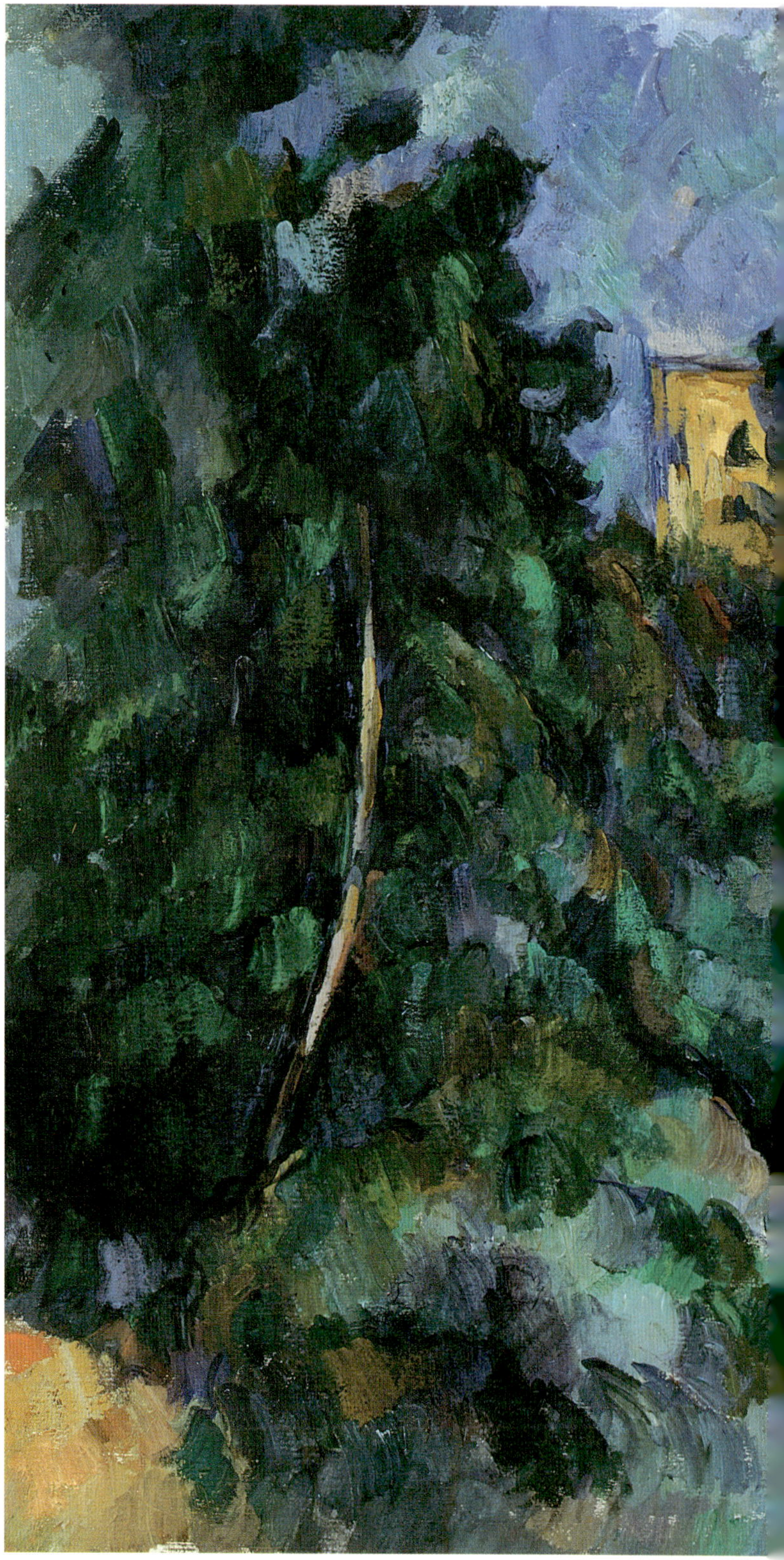

Château Noir, 1904-06

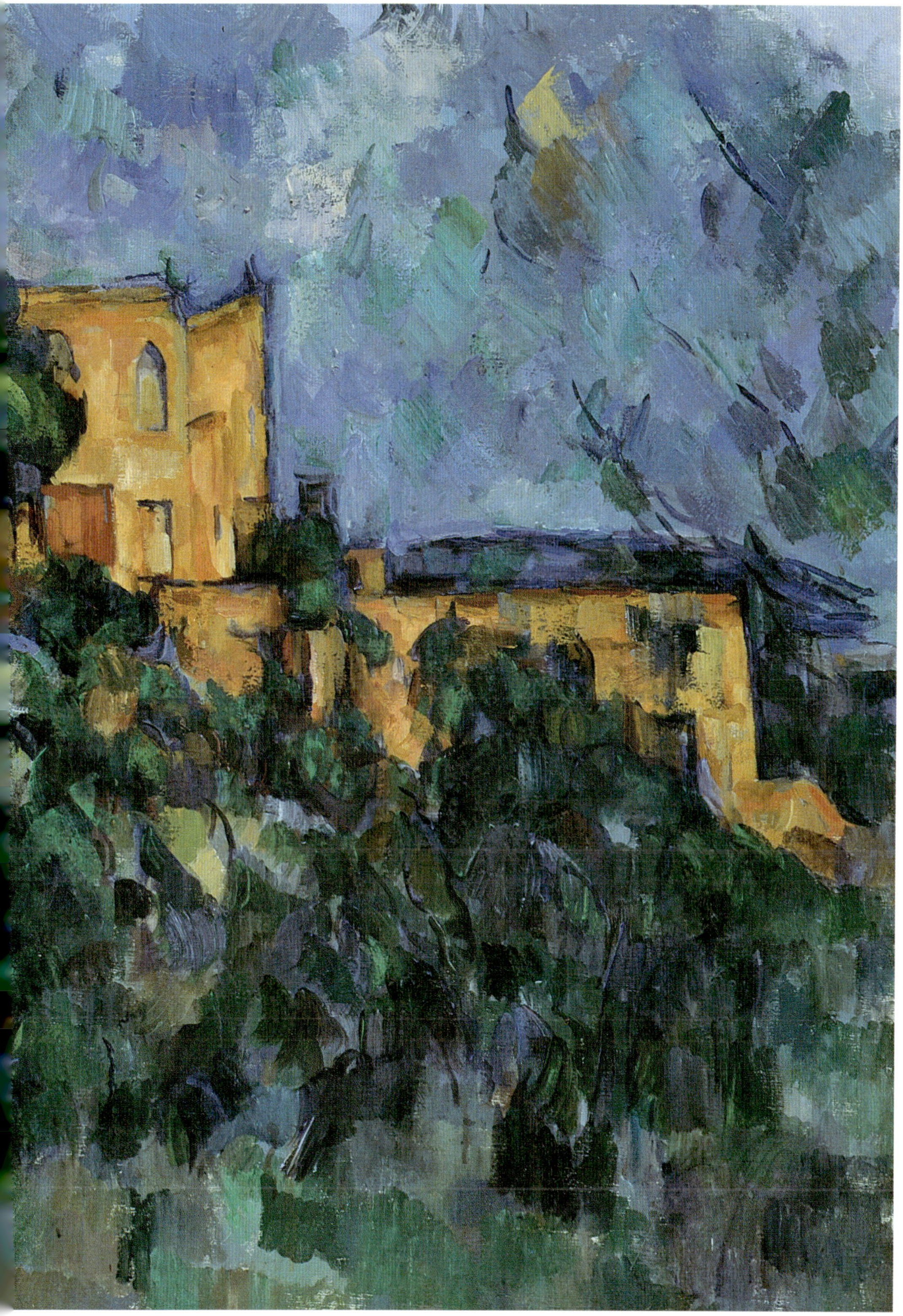

Der Mont Sainte-Victoire – Apotheose des Landschaftsbildes

»Nur dort ist die einfache, rauhe und zärtliche Schönheit unserer Provence anzutreffen«[38], rühmte Gasquet 1896 die Landschaft um den Mont Sainte-Victoire.

Nähert man sich Aix-en-Provence, fällt das Bergmassiv, das die Ebene in nordöstlicher Richtung durchzieht, sofort ins Auge. Mit seinen gewaltigen Ausmaßen, einer Höhe von rund tausend Metern und seiner majestätischen Erscheinung beherrscht der Mont Sainte-Victoire die gesamte Gegend.

Daß der Maler hier seine Sehnsucht nach dem ursprünglichen Ausdruck der Provence gestillt sah, erscheint fast selbstverständlich. In den Arbeiten zu diesem Themenkreis tritt uns Cézannes Naturanschauung am reinsten gegenüber.

In über dreißig Ölbildern und fünfundvierzig Aquarellen hat er diese Landschaft aus immer wieder verschiedenen Blickpunkten festgehalten.

Die Ligurer und Kelten gaben dem Berg seinen ersten Namen; sie nannten ihn Ventour, nach dem Gott des Windes. Schon aus vorgeschichtlicher Zeit stammen Hinweise, daß in den Höhlen und Grotten Kulte praktiziert wurden. Ab dem 5. Jahrhundert und vor allem während der Christianisierung ließen sich Eremiten hier nieder, da der Berg als Wohnort der Heiligen galt. Die Grotte von Saint-Ser wurde mit einer romanischen Kirche überbaut, die noch zur Zeit Cézannes ein Wallfahrtsort für heiratswillige Mädchen und Mütter kranker Kinder war. Die Christen tauften den Berg um in Santa Ventura. Im 17. Jahrhundert bauten Mönche vom Orden der Camaldulenser ein Konvent, in dem sich auch Wanderer ausruhen konnten. Der heutige Name des Berges Sainte-Victoire kam erst während des 19. Jahrhunderts auf und erinnert an die legendären Siege der Römer unter ihrem Feldherrn Marius über die einfallenden Teutonen (102 v. Chr.) und Kimbern (101 v. Chr.).

Als Cézanne in seiner Jugend die Gegend durchstreift hatte, war auch der Mont Sainte-Victoire eines seiner Ziele gewesen. Sicherlich hatte er auch am Johannisfeuer auf dem Berggipfel

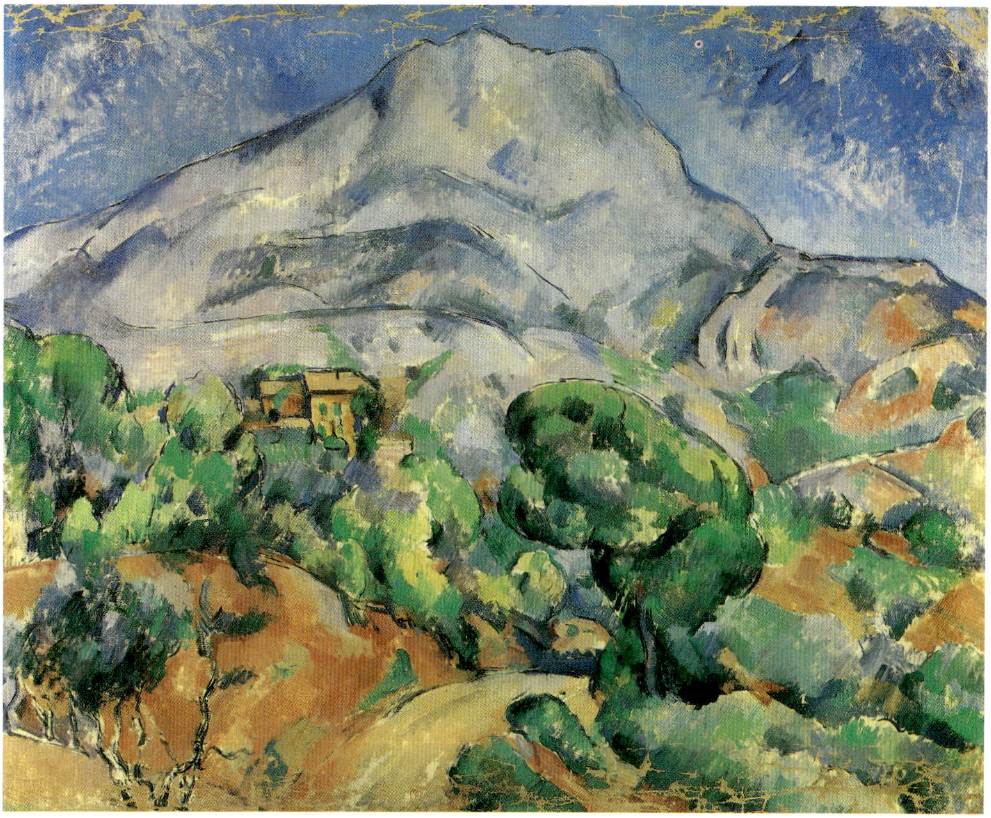

Der Mont Sainte-Victoire, von Tholonet aus gesehen, 1896-98

teilgenommen, ein wichtiger provenzalischer Festtag. Jedenfalls war ihm der Berg vertraut. In Cézannes Werk begegnet er uns erstmals im *Bahndurchstich* (vgl. Seite 42/43). Erschien er im Frühwerk als Hintergrundmotiv für Figuren- und Landschaftsszenen, wurde er in den achtziger Jahren zum dominierenden Mittelpunkt der panoramaartigen Landschaftsdarstellungen.

Schon von alters her wird besonders markanten Bergen eine spezielle Affinität zum Göttlichen und Numinosen zugeordnet, wie das beim Olymp, dem Ararat oder dem Sinai der Fall ist. Diese Grundfaszination spricht auch aus den Bildern Cézannes. Daher erstaunt es nicht, daß der Mont Sainte-Victoire in diesen Zusammenhang gestellt wurde. Gleichzeitig verkörperte der Berg für den Künstler noch mehr: eine glückliche Jugendzeit und ein Sinnbild der Harmonie und Beständigkeit. Von den unterschied-

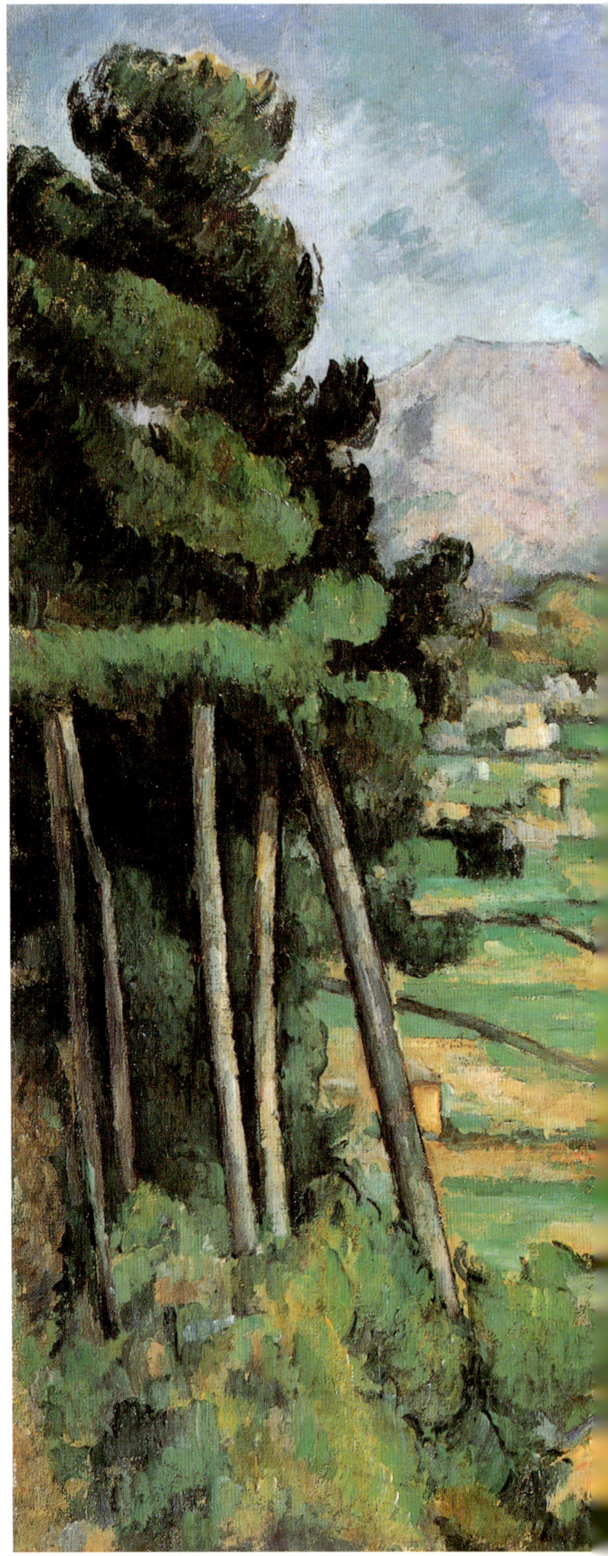

Der Mont Sainte-Victoire,
von Bellevue aus gesehen, 1882-85

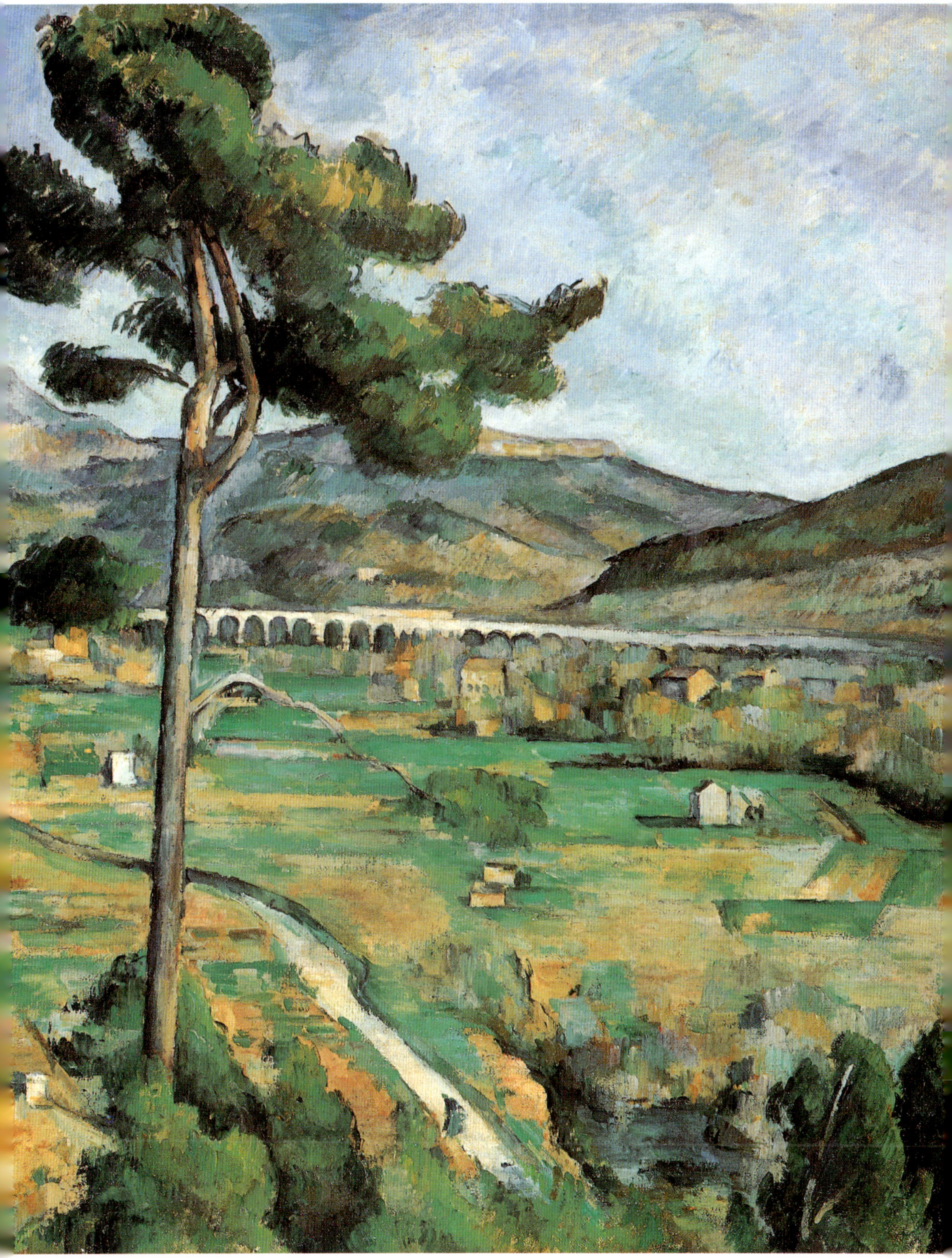

lichsten Standpunkten aus (en face, im Profil, in Nah- oder Fernsicht) hat Cézanne den Berg festgehalten und dabei jeweils einen anderen Landschaftseindruck entstehen lassen.

Von Bellevue aus, dem Gehöft von Cézannes Schwager, sieht man den Berg in Profilansicht von Südwesten (Seite 88/89). Der Blick schweift über das Arc-Tal, in dem der Fortschritt in Form eines Eisenbahnviaduktes deutliche Spuren hinterlassen hat.

Wenn Cézanne von Gardanne aus auf den Berg blickte, also die Südansicht wiedergab, eröffnete sich ihm eine panoramaartige Hügelkette, vor der sich eine relativ karge Landschaft erstreckte. Das eigentliche Hauptmotiv bilden einzelne Häuser, deren kubisch vereinfachte Formen verschlossen und abweisend wirken.

Die Ansichten von der Rue de Tholonet (Seite 87) und dem Steinbruch von Bibémus aus rücken den Mont Sainte-Victoire kompositorisch endgültig ins Bildzentrum. Kein einführender Weg und keine Baumzone verstellen mehr die Sicht auf ihn. Der Berg beherrscht majestätisch den Landschaftsausschnitt.

Zwischen 1902 und 1906 entstand in Cézannes neuem Atelier am Chemin de Lauves, in unmittelbarer Nähe zum Berg, eine letzte Serie des Sainte-Victoire.

Der Blick gleitet von einer schmalen Grünzone ausgehend über eine weite Ebene, aus der der Berg mit seiner konisch zulaufenden Bergspitze abrupt aufsteigt (Seite 92/93). Das Gewebe der bunten Farbflecken im Mittelgrund, gebildet aus dem temperamentvollen Zusammenspiel von breiten Pinselstrichen, Schraffuren und vorsichtig gesetzten kleinen Farbflächen, verbindet Vorder-, Mittel- und Hintergrund, indem es die Farben der Wiesen und Olivenbäume sowie der kristallinen Blautöne des Berges aufgreift. Auf dem Höhepunkt dieser malerischen Entwicklung angelangt, verschwindet der Gegenstandsbezug zunehmend in einem Dickicht farbiger Schichten.

Die Bildauffassung, wonach Landschaften aus einem Gefüge farbiger Flecken gebildet werden, liegt in Cézannes Theorie vom Sehen begründet. Derzufolge nimmt das Auge nicht Dinge und ihre Eigenschaften wahr, sondern ›taches colorées‹, Farbflecke und farbige Eindrücke, die sofort in einen logischen Kontext übertragen werden. Cézanne unterschied zwischen gesehener und erkannter Wirklichkeit und beschränkte sich darauf, die ei-

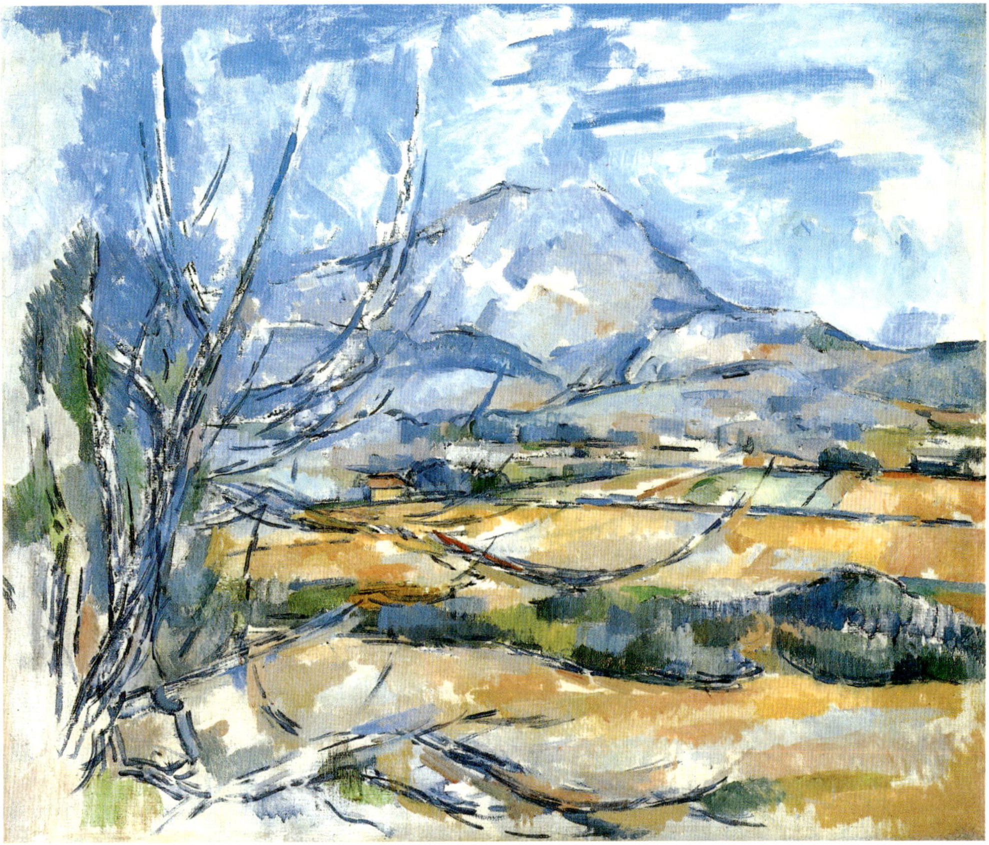

Das Gebirgsmassiv Sainte-Victoire, von Lauves aus gesehen, 1900-02

gentliche Arbeit des Sehens festzuhalten, also vom Wissen um die Dinge ganz abzusehen und nur die vom Auge aufgefangenen farbigen Eindrücke wiederzugeben. Damit bricht Cézanne in der Tat visionäre Bereiche auf: »Doch da ich nun alt bin – fast siebzig Jahre – sind die Farbeindrücke, die das Licht geben, bei mir die Ursache von Abstraktionen, die mir weder erlauben, meine Leinwand ganz zu bedecken, noch die Abgrenzung der Objekte zu verfolgen, wenn die Berührungsstellen fein und zart sind; daraus ergibt sich, daß mein Abbild oder Gemälde unvollständig ist.«[39]

Dieses neue Prinzip der Farbgebung hatte er zunächst im Aquarell erprobt. Er nannte dieses Malverfahren ›Modulation‹, ein Begriff, der in der Musik die Überführung von einer Tonart in die andere meint.

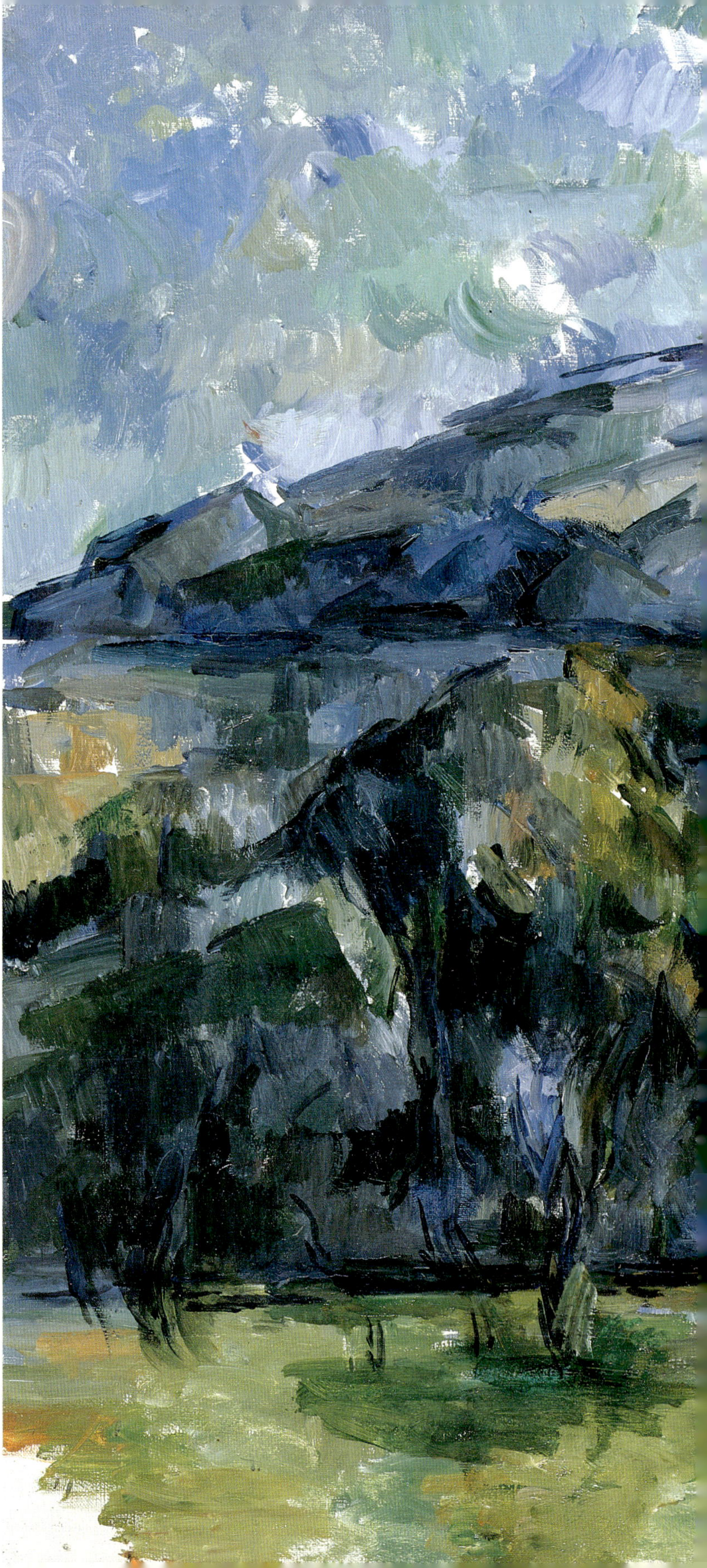

Das Gebirgsmassiv Sainte-Victoire, von Lauves aus gesehen, 1902-06

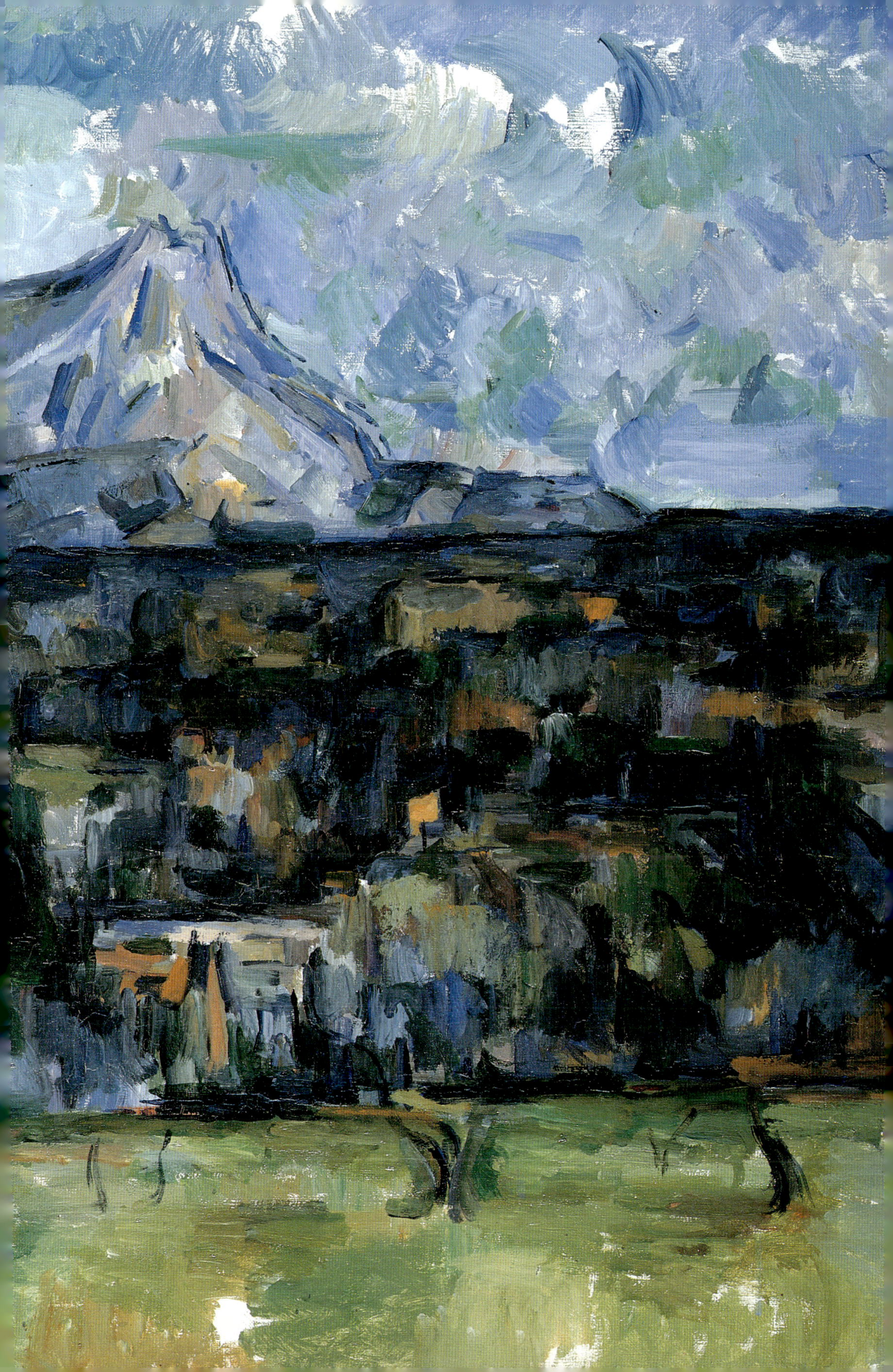

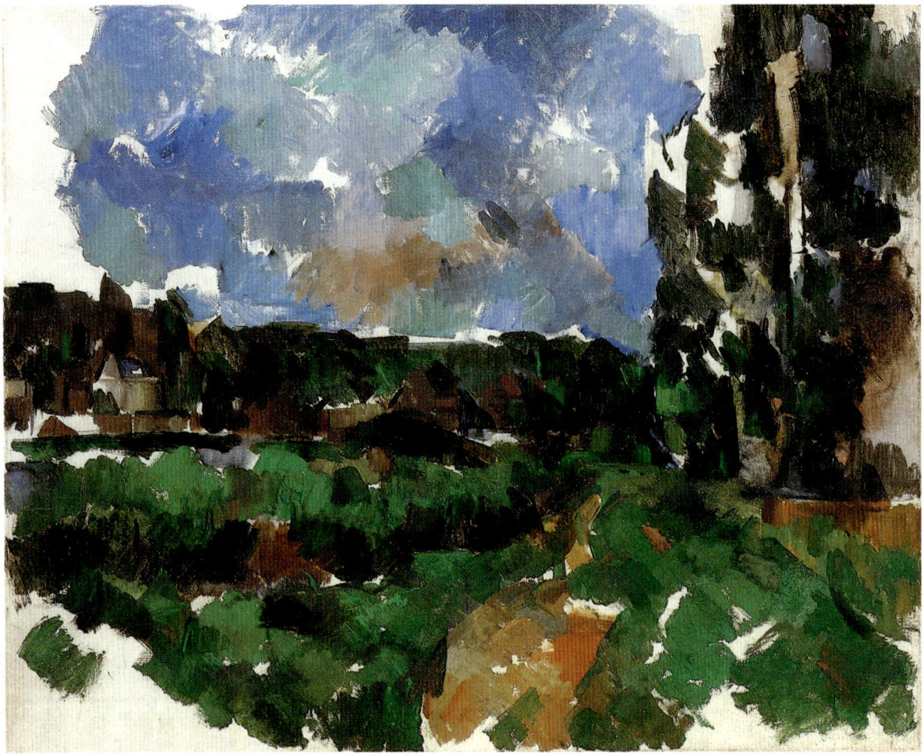

Flußlandschaft, 1904-05

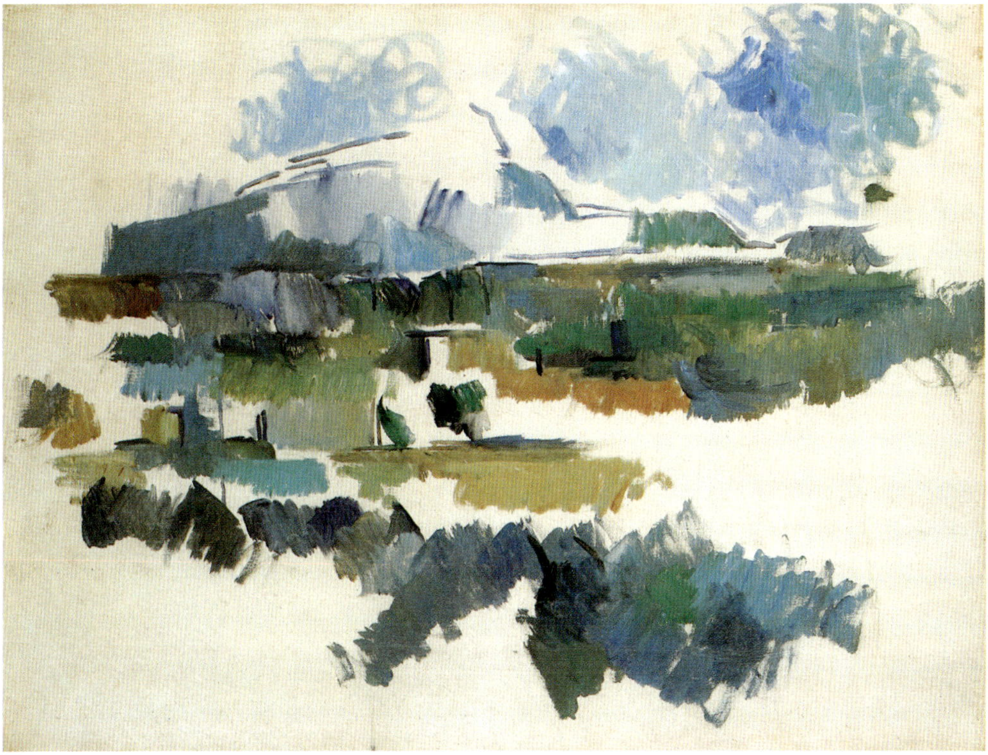

Mont Sainte-Victoire, von Lauves aus gesehen, 1904-06

»Schauen Sie diesen Sainte-Victoire.
Welcher Schwung, welcher gebieterische Durst
nach Sonne und welche Melancholie am Abend,
wenn diese ganze Schwere sich darauf senkt.«

Paul Cézanne, überliefert durch Joachim Gasquet

»Die Farbe ist der Ort,
wo unser Gehirn und
das Weltall sich begegnen.«

Paul Cézanne,
überliefert durch Joachim Gasquet

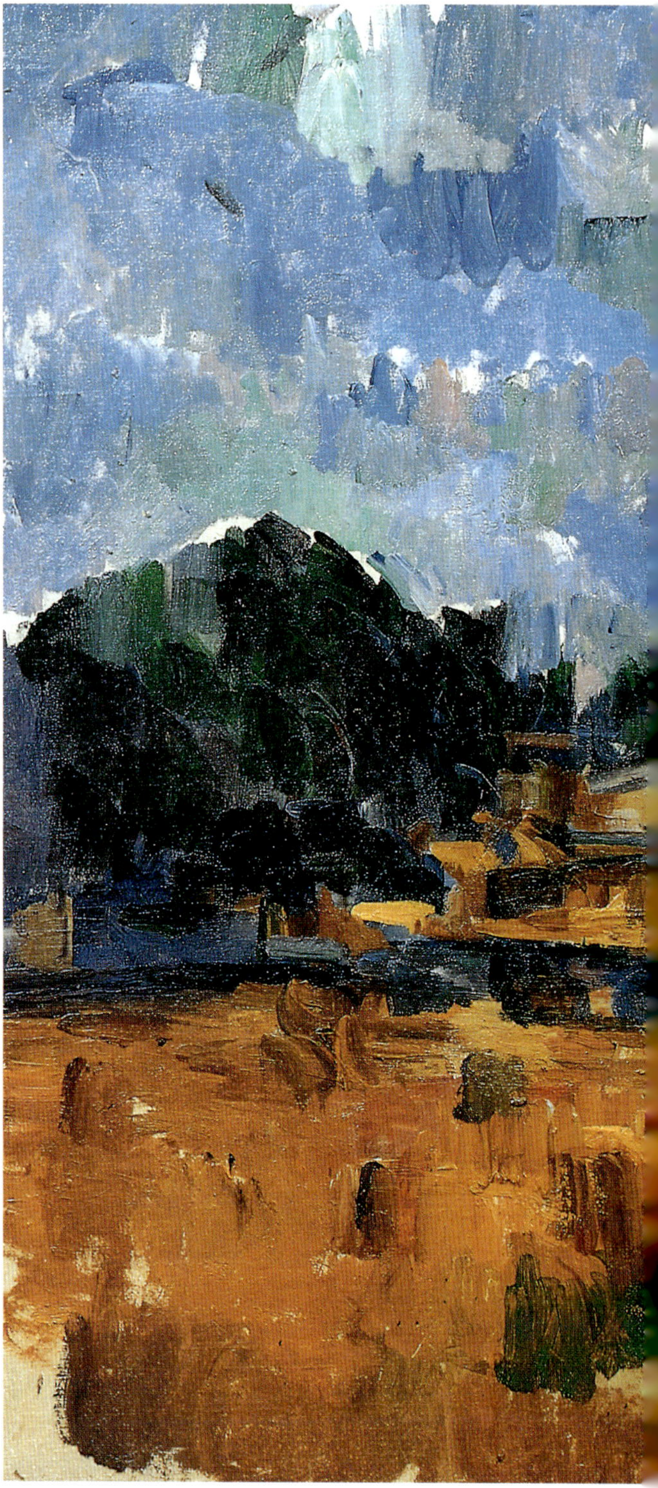

Die Ufer eines Flußes, 1904-05

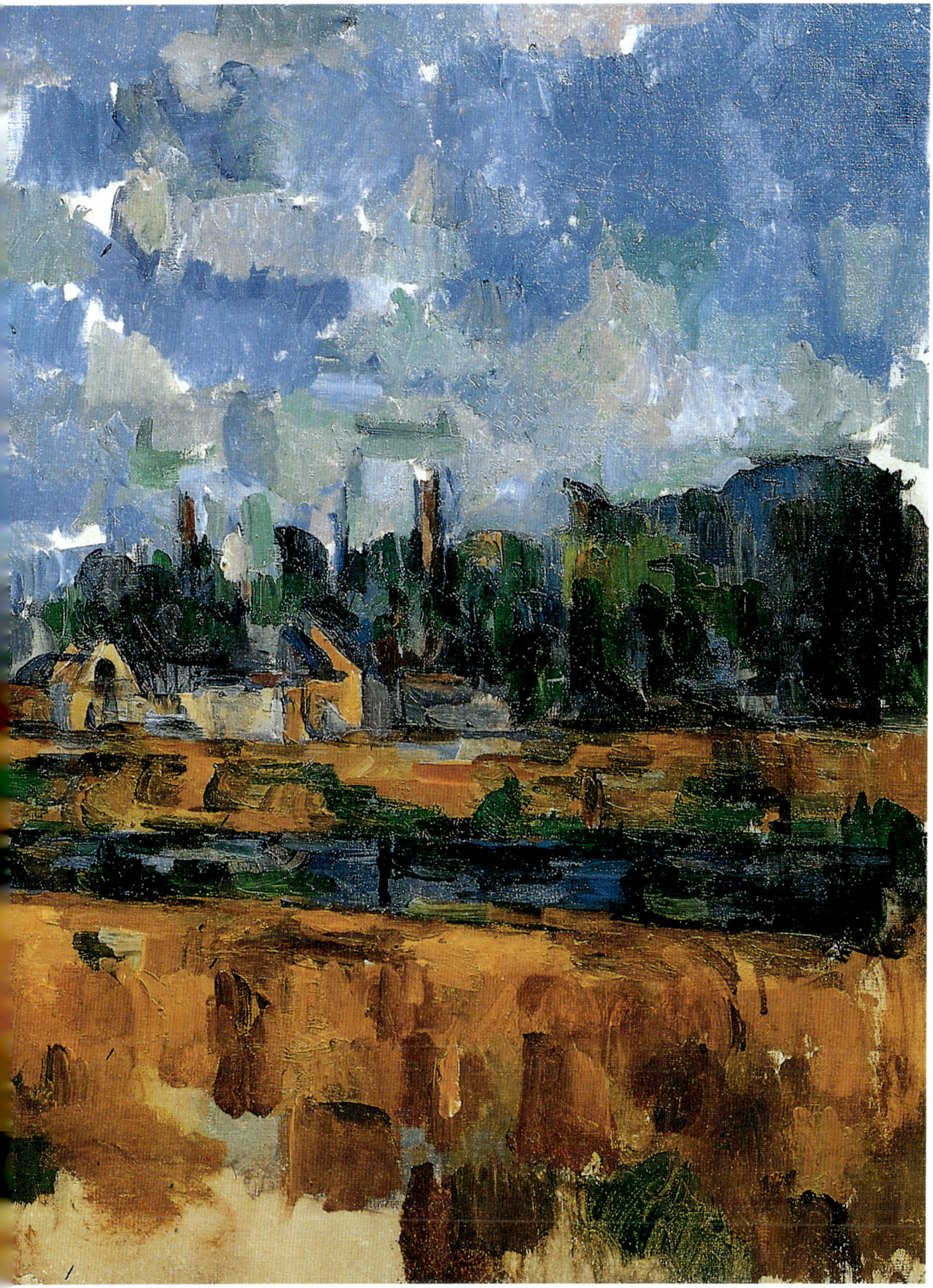

Nur wenige durften ihm beim Malen zusehen; einer von ihnen war der Maler Emile Bernard, der den Prozeß der Bildentwicklung überlieferte: »Seine Arbeitsmethode war eigentümlich, vollkommen abweichend von den gebräuchlichen und ungemein kompliziert. Er begann mit den Schattenteilen und mit einem Fleck, auf den er einen zweiten größeren setzte, dann einen dritten, bis alle diese Farbtöne, einander deckend, mit ihrem Kolorit den Gegenstand modellierten. Da begriff ich, daß ein Harmoniegesetz seine Arbeit leitete und daß alle diese Modulationen eine im voraus in seinem Verstand festgesetzte Richtung hatten. Er ging also so vor, wie es die alten Teppichsticker wohl zu tun pflegen, indem sie nämlich die verwandten Farben sich folgen ließen, bis sie ihrem Kontrast im Gegensatz begegneten, aber ich spürte darauf, daß ein solches Vorgehen, auf die Natur angewandt, eine Art Widerspruch schuf, denn jede Verstandesformel beugt sich viel freiwilliger und einfacher etwas Geschaffenem als der Natur selbst. Um der Natur wie ein Kind zu folgen, müßte man keine vorgefaßten Standpunkte haben, ohne Überlegung handeln, beobachten und aufzeichnen und nichts mehr.«[40]

Ähnlich wie die geologischen Schichten des Gebirges – für die sich Cézanne lebhaft interessierte – entsprechen die kristallinen Farbflächen einer inneren Struktur: »Es darf keine einzige lockere Masche geben, kein Loch, durch das die Erregung, das Licht, die Wahrheit entschlüpft. Ich lenke, verstehen Sie, meine Leinwand in allen Teilen gleichzeitig. Ich bringe im gleichen Antrieb, im gleichen Glauben alles miteinander in Beziehung, was auseinanderstrebt [...] Alles, was wir sehen, nicht wahr, verstreut sich, entschwindet. Die Natur ist immer dieselbe, aber von ihrer sichtbaren Erscheinung bleibt nichts bestehen. Unsere Kunst muß ihr die Erschütterung der Dauer geben, mit den Elementen und der Erscheinung all ihrer Veränderungen. Die Kunst muß ihr in unserer Vorstellung Ewigkeit verleihen. Was ist hinter der Natur? Nichts vielleicht. Vielleicht alles. Alles, verstehen Sie? Also verschränke ich diese umherirrenden Hände. Ich nehme rechts, links, hier, dort, überall diese Farbtöne, diese Abstufungen, ich mache sie fest, ich bringe sie zusammen [...] Sie bilden Linien, sie werden Gegenstände, Felsen, Bäume, ohne daß ich daran denke. Sie nehmen ein Volumen an, sie haben einen Wirkungswert. Wenn diese Massen, diese Gewichte auf meiner Leinwand in

Der Gärtner Vallier, 1906

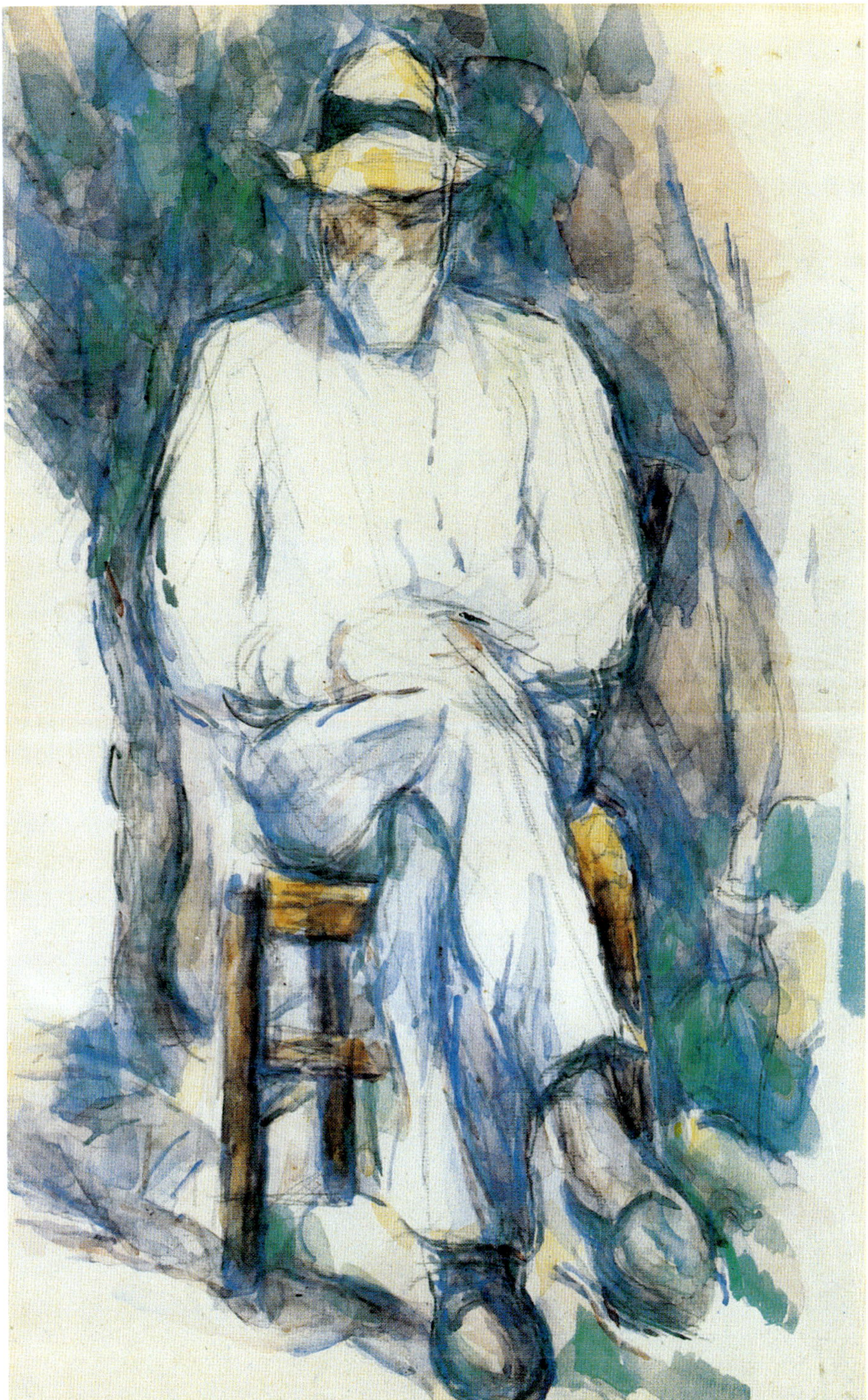

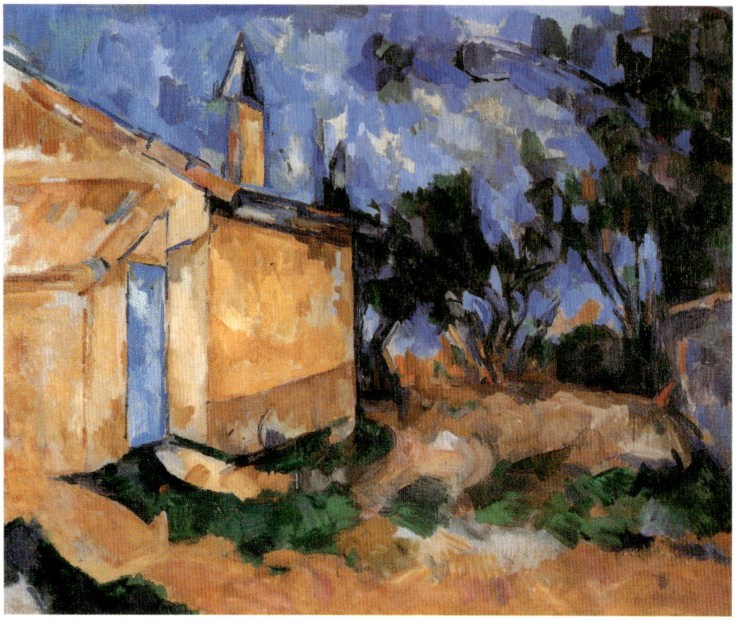

Jourdans Hütte, 1906

meiner Empfindung den Plänen, den Flecken entsprechen, die mir gegeben sind, die wir da vor unseren Augen haben, gut, meine Leinwand verschränkt die Hände. Sie wankt nicht. Sie greift nicht zu hoch und nicht zu tief. Sie ist wahr, sie ist dicht, sie ist voll [...] Aber wenn ich die geringste Ablenkung habe, die leiseste Schwäche fühle, besonders wenn ich einmal zu viel hineindeute, wenn mich heute eine Theorie fortreißt, die der von gestern widerspricht, wenn ich beim Malen denke, wenn ich dazwischenkomme, päng, dann entwischt alles.«[41]

Da Cézanne sehr langsam malte, war der Mont Sainte-Victoire für ihn ein ideales Motiv. Cézanne konnte den Berg umwandern und ihn so von allen Seiten erfassen. In den letzten Jahren seines Lebens wandte er sich hingebungsvoll diesem Motiv zu. Der Berg ist Sinnbild seines Naturverständnisses und gleichzeitig ein Monument seiner glücklichen Jugendzeit. »Schauen Sie diesen Sainte-Victoire. Welcher Schwung, welcher gebieterische Durst nach Sonne und welche Melancholie am Abend, wenn diese ganze Schwere sich darauf senkt [...] Die Blöcke waren Feuer. Noch ist Feuer in ihnen. Der Schatten, der Tag scheint schaudernd vor ihnen zurückzuweichen, sich vor ihnen zu fürchten.«[42]

Am 15. Oktober 1906 machte sich Paul Cézanne – wie jeden Tag – alleine auf Motivsuche. Seit sieben Jahren hatte er Aix kaum mehr verlassen und daher fast ausschließlich Landschaften und Porträts gemalt. An diesem Tag wollte er vermutlich *Jourdans Hütte* aufsuchen, eines seiner letzten Motive.

»Es hat tüchtig geregnet, und ich denke, daß die Hitze für diesmal vorbei ist. Da die Ufer des Flusses ein wenig kühl geworden sind, habe ich sie verlassen und bin in die Gegend von Beauregard hinaufgestiegen, wo der Weg hügelig und sehr pittoresk, aber sehr dem Mistral ausgesetzt ist. Zur Zeit gehe ich zu Fuß und nur mit dem Aquarellsack dorthin und verschiebe die Ölmalerei auf später, wenn ich einen Platz zum Unterstellen meines Gepäcks gefunden haben werde. Früher hatte man so etwas für dreißig Francs im Jahr. Ich merke überall die Ausbeutung.«[43]

Als es zu gewittern begann, mußte Cézanne zusammenpacken und den Heimweg antreten. Seinem durch Krankheit geschwächten Körper – bepackt mit den Malutensilien – fiel die Anstrengung schwer, die der Fußmarsch verursachte. Gegen Wind und Wetter anzukämpfen, war zu viel für seine Konstitution, und er erlitt an der Straße nach Aix einen Schwächeanfall. Wie lange er am Straßenrand lag, bis ihn das Wäschereifuhrwerk von Aix entdeckte, weiß man nicht. Die Fuhrleute erkannten ihn und brachten ihn nach Hause. Der Arzt stellte nur eine Unterkühlung fest, was noch kein Grund zur Beunruhigung war. Am nächsten Morgen stand Cézanne wie gewohnt auf und ging schon früh an die Arbeit; er war mit dem Porträt seines *Gärtners Vallier* (Seite 99) beschäftigt. Wie seine Schwester Marie einige Tage später an ihren Neffen schrieb, kam er an diesem Abend todkrank nach Hause. Tatsächlich verließ Cézanne von da an sein Bett nicht mehr.

Doch gab sein Arbeitswille noch nicht auf. Am 17. Oktober schrieb er seinem Farbenhändler und mahnte zehn Tuben Farbe an, aber sein Körper folgte seinem eisernen Willen nicht mehr. Am 22. Oktober starb Paul Cézanne, ohne seine Familie noch einmal gesehen zu haben. Paul Cézanne jr. und seine Mutter waren erst durch den Brief Maries über die Krankheit des Malers unterrichtet worden. Hortense soll angeblich das am 21. erhaltene Telegramm vor ihrem Sohn verborgen gehalten haben. So starb Cézanne zwar einsam, aber so, wie er es sich immer gewünscht hatte: beim Malen, »sur le motif«.

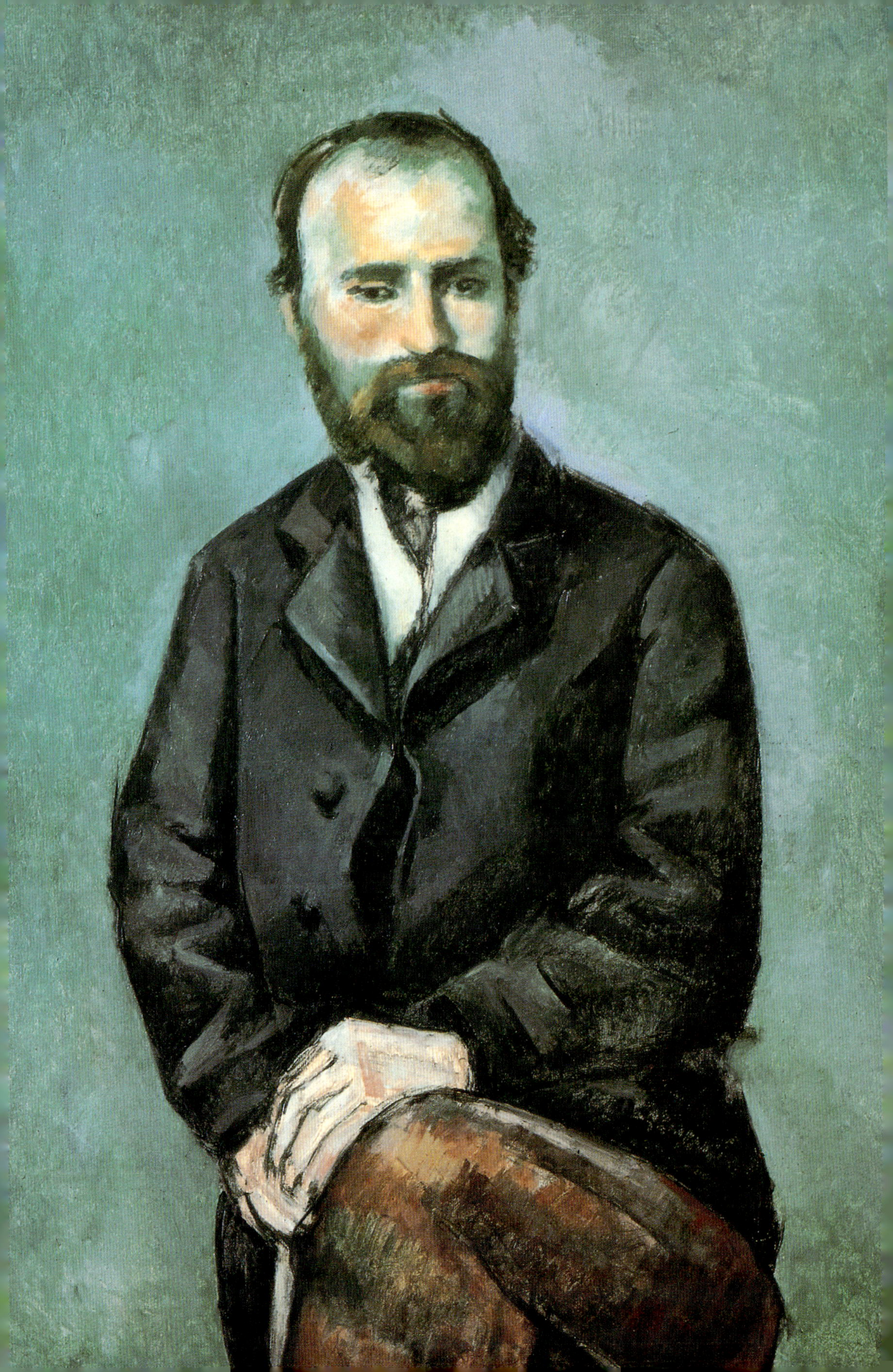

Biographie

1839
Paul Cézanne wird am 19. Januar in Aix-en-Provence, 28, Rue de l'Opéra, als ältester Sohn von Louis-Auguste Cézanne (1798–1886) und Anne-Elisabeth-Honorine Aubert (1814–1897) geboren.

1841
Geburt der Schwester Marie am 4. Juli im Haus des Vaters, 55, Cours Mirabeau in Aix.

1844
Heirat der Eltern am 29. Januar. Bis 1849 besucht Paul die Grundschule.

1848
Der Vater gründet am 1. Juni die Banque Cézanne & Cabassol.

1849
Paul besucht bis 1852 die École de Saint-Joseph.

1852
Wechsel zum traditionsreichen Collège Bourbon (bis 1858), wo er Emile Zola (1840–1902) kennenlernt.

1854
Seine Schwester Rose wird am 30. Juni in Aix, 14, Rue Matheron, geboren.

1857
Bis 1862 Zeichenunterricht in der École Spéciale et Gratuite de Dessin.

1858
Im Februar siedelt Zola mit seiner Mutter nach Paris über. Paul Cézanne besteht am 12. November nach einem zweiten Versuch das Abitur. Zeichenunterricht bei Joseph Gibert am Musée Granet in Aix.

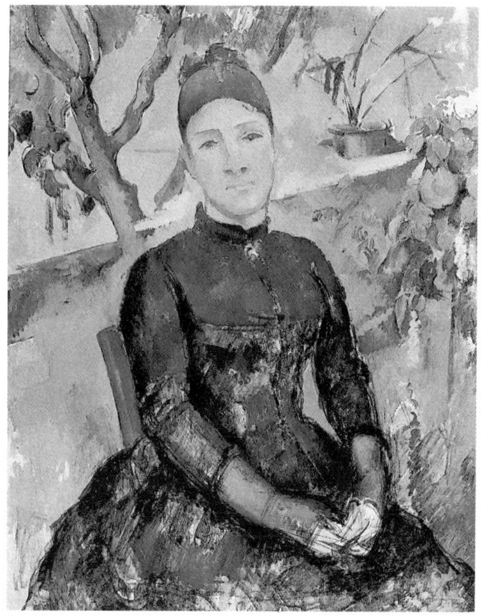

Madame Cézanne im Gewächshaus, 1891-92

Links: Selbstbildnis vor türkis-grünem Hintergrund, um 1885

1859
Jurastudium in Aix auf Wunsch des Vaters. Louis-Auguste kauft den ›Jas de Bouffan‹ und befreit seinen Sohn durch die Bezahlung eines Ersatzmannes vom Militärdienst.

1860
Cézanne bemalt die Wände des großen Salons im ›Jas de Bouffan‹ mit allegorischen Darstellungen und wendet sich zunehmend der Malerei zu.

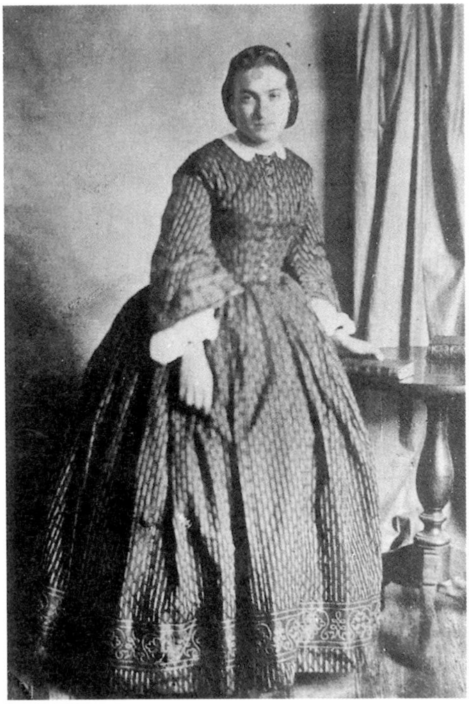

Marie Cézanne, die Schwester des Künstlers, um 1870

Unten: Paul Cézanne, Photographie um 1875

1861
Abbruch des Jurastudiums. Am 22. April trifft Cézanne in Paris ein; er besucht dort die Académie Suisse, wo er Camille Pissarro (1830–1903) kennenlernt. Da er an seiner Begabung zweifelt, kehrt er im September nach Aix zurück und tritt in die Bank seines Vaters ein.

1862
Unter dem Dach des ›Jas de Bouffan‹ richtet er sich ein Atelier ein. Im Januar setzt er sich erneut gegen seinen Vater durch und verläßt die Bank, um sich ganz der Malerei zu widmen. Im November fährt er nach Paris, wo ihn die École des Beaux-Arts abweist. Sein Vater finanziert ihn mit einem monatlichen Wechsel über 150 Francs.

1863
Wiederaufnahme der Modellstudien an der Académie Suisse und Teilnahme am Salon des Refusés mit einem Stilleben. Wohnt 7, Rue des Feuillantines.

1864
Kopien nach Delacroix und Poussin im Louvre. Ablehnung durch die Jury des Salon. Lebt von Juli bis Jahresende in Aix, wo er den jungen Geologen Fortuné Marion kennenlernt. Verbringt den August in L'Estaque an der Bucht von Marseille.

1865
Wohnt in Paris, 22, Rue Beautreillis. Verbringt den Herbst in Aix.

1866
Cézanne wird erneut im Salon abgelehnt. Er verbringt den Juli mit Zola in Bennecourt an der Seine und hält sich von August bis Dezember in Aix auf.

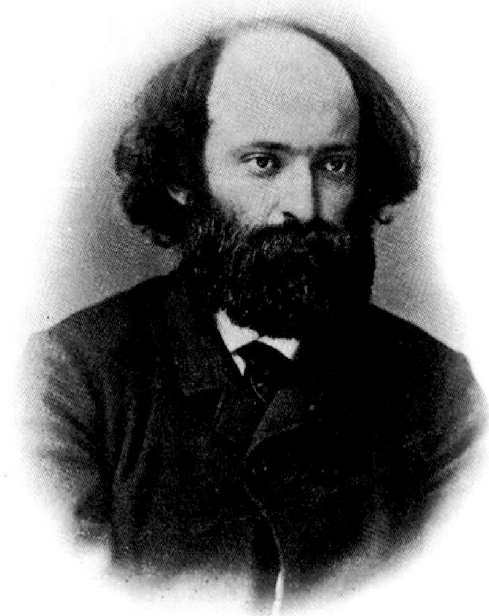

Cézanne (links sitzend) mit seinen Freunden in Pontoise, Camille Pissarro (rechts stehend), 1877

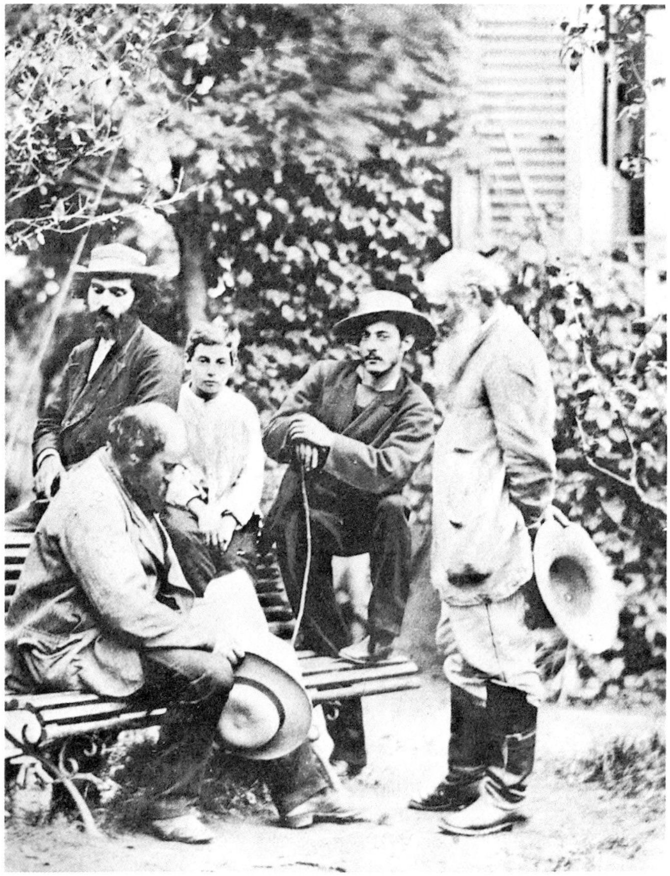

1867
Abgesehen von einem Sommeraufenthalt in Aix weilt Cézanne in Paris.

1868
Von Mai bis Dezember arbeitet er in Aix.

1869
In Paris lernt er Anfang des Jahres die neunzehnjährige Buchbinderin Hortense Fiquet kennen, die sich nebenher als Modell Geld verdient.

1870
Bis Juli wohnt Cézanne in Paris – 53, Rue Notre-Dame-des-Champs –, wo er am 31. Mai Trauzeuge bei Zolas Hochzeit ist. Noch vor Ausbruch des Deutsch-Französischen Krieges am 18. Juli reist er mit Hortense nach L'Estaque und entzieht sich der Einberufung zum Militärdienst. Sein Vater setzt sich mit 72 Jahren zur Ruhe.

1871
Bis März arbeitet Cézanne in L'Estaque, ohne von den politischen Ereignissen Kenntnis zu nehmen. Daraufhin übersiedelt er nach Aix und im Herbst nach Paris, 5, Rue de Chevreuse, ab Dezember 45, Rue de Jussieu.

1872
Am 4. Januar wird sein Sohn Paul geboren. Im Herbst zieht er mit seiner Familie nach Saint-Ouen-l'Aumône an der Oise, gegenüber von Pontoise, nordwestlich von Paris, wo er mit Pis-

sarro zusammen arbeitet. Geht Ende des Jahres bis Frühjahr 1874 mit Hortense und Paul nach Auvers-sur-Oise.

1873
In Auvers entstehen einige Radierungen. Zusammenarbeit mit Pissarro. Bekanntschaft mit Vincent van Gogh (1853–1890).

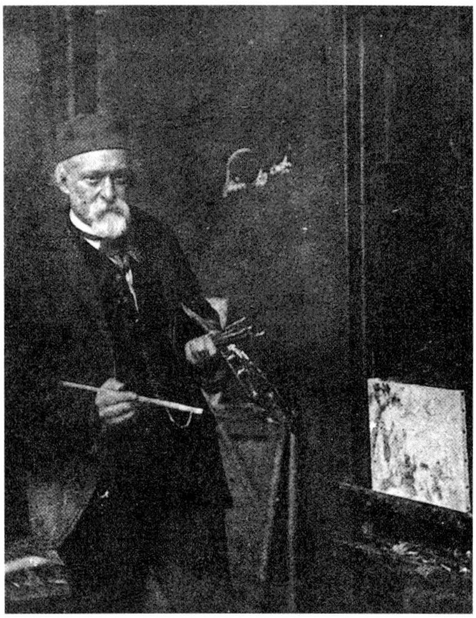

Paul Cézanne in seinem Atelier am Chemin des Lauves

1874
Rückkehr nach Paris im Frühjahr. Beteiligung mit drei Bildern *(Haus des Gehängten, Landschaft von Auvers, Eine moderne Olympia)* an der ersten Gruppenausstellung der Impressionisten, der ›Société anonyme des artistes, peintres, sculpteurs, graveurs‹ vom 15. April bis 15. Mai in den Räumen des Fotografen Nadar. Kehrt im Juni nach Aix zurück und wohnt ab September in Paris, Rue de Vaugirard 120.

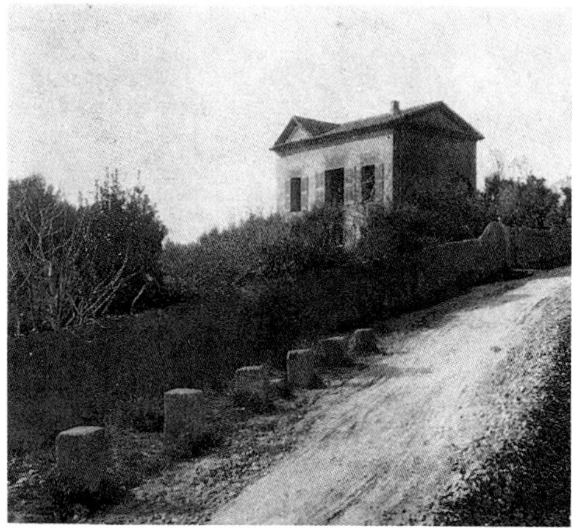

Einsam auf einem Hügel gelegen: das Atelier am Chemin des Lauves in der Nähe von Aix

1875
Lernt den Sammler Victor Chocquet kennen, der bei dem Farbenhändler Père Tanguy ein Bild Cézannes gekauft hatte. Zweite Impressionistenausstellung. Umzug in den Quai d'Anjou 15.

1876
Lebt von April bis Juli in Aix und L'Estaque, im August Rückkehr nach Paris.

1877
Cézanne hält sich hauptsächlich in Paris, 67, Rue de l'Ouest auf und nimmt mit vierzehn Gemälden (u.a. eine Vision der *Badenden*) und drei Aquarellen an der dritten Impressionisten-Ausstellung teil. Erneute Ablehnung durch die Kritik. Mit Pissarro arbeitet er in Pontoise, dann allein in Issy bei Paris.

1878
Hält sich im März in L'Estaque, im April bis Juni in Aix, ab Juli wieder in L'Estaque auf. Hortense und Sohn Paul leben in Marseille, wo Cézanne sie besucht. Zola, der sich in Médan ein Haus kauft, unterstützt ihn finanziell.

1879
Im April Abreise aus L'Estaque. Bis Frühjahr 1880 lebt er in Melun bei Paris. Besuch bei Zola in Médan im Herbst.

1880
Verbringt März bis April des nächsten Jahres in Paris, 32, Rue de l'Ouest. Im Herbst bei Zola in Médan.

1881
Arbeitet von Mai bis Oktober mit Pissarro in Pontoise, wo er Gauguin (1848–1903) kennenlernt, geht dann zurück nach Paris. Im November in Aix.

1882
Im Februar malt er in L'Estaque, wo ihn Renoir (1841–1919) besucht. Von März bis September in Paris. Als angeblicher 'Schüler Guillemets' (1843–1918) wird Cézanne mit einem Porträt zum Salon zugelassen. Im September fährt er zu Zola nach Médan, dann zu Chocquet nach Hattenville in der Normandie und schließlich zu Pissarro nach Pontoise. Oktober in Aix.

1883
Lebt von Mai bis Dezember in Aix und L'Estaque; dort im Dezember Besuch von Monet (1840–1926) und Renoir, mit dem er nach La Roche-Guyon geht.

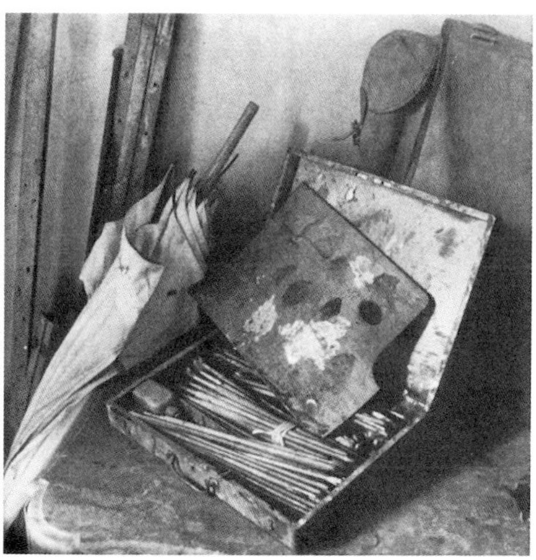

1884
Lebt vorwiegend in Aix und L'Estaque.

1885
In Aix wird Cézanne in eine rätselhafte Liebesaffäre verwickelt, weshalb er den Juni und Juli bei Renoir in La Roche-Guyon verbringt. Anschließend Aufenthalt in Villenes bei Pontoise und Vernon bei Giverny. Sucht Zola in Médan auf. Lebt im Herbst und Winter in Gardanne, südlich von Aix.

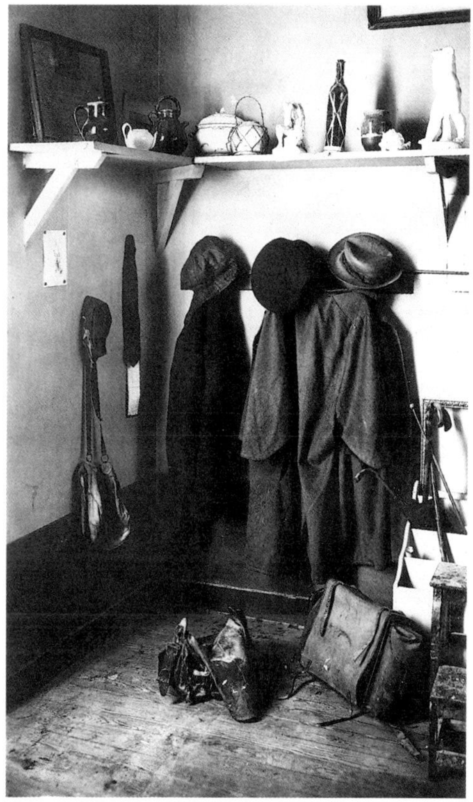

Cézannes Atelier mit verschiedenen Malutensilien und Stillebenrequisiten

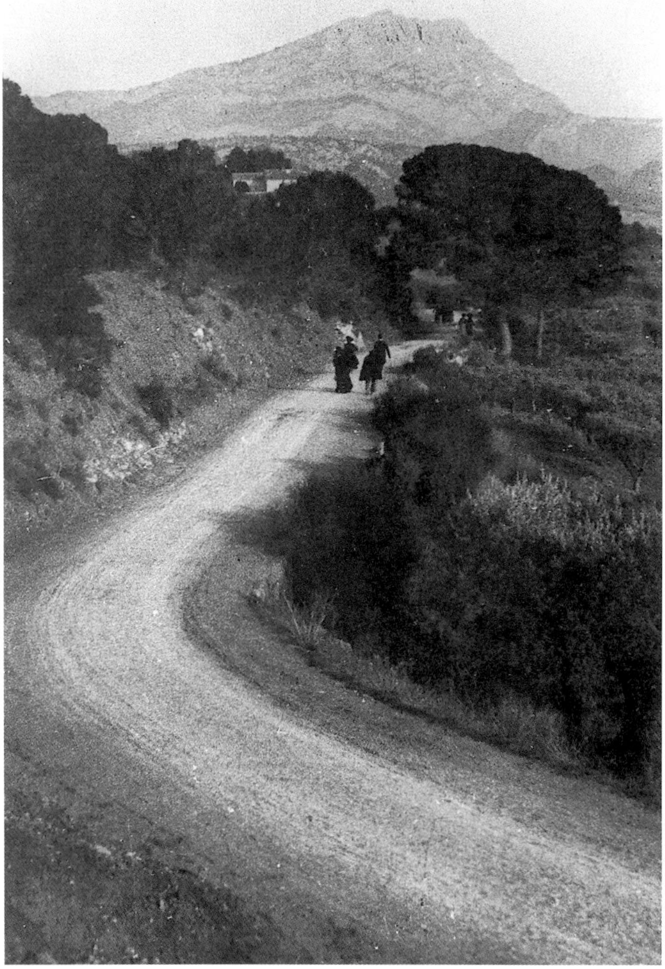

Der Mont Sainte-Victoire, von der Straße nach Tholonet aus gesehen, Photographie um 1900

1886
Wohnt in Gardanne, den Februar über in Paris. Zolas im März erscheinender Roman ›L'Œuvre‹ schildert einen gescheiterten Künstler, in dem sich Cézanne wiedererkennt. Der Maler ist verletzt und bricht den Kontakt ab. Am 28. April Heirat mit Hortense Fiquet. Im Sommer in Paris, dann bei Chocquet in Hattenville. Louis-Auguste stirbt am 23. Oktober, Cézanne erbt ein beträchtliches Vermögen.

1887
Aufenthalt in Aix. Stellt bei der Künstlergruppe ›Les XX‹ in Brüssel aus.

1888
Gemeinsame Arbeit mit Renoir in L'Estaque und Aix im Januar, dann Rückkehr nach Paris, 15, Quai d'Anjou.
Er malt in der Umgebung von Paris, in Chantilly, Créteil, Eragny und Alfort.

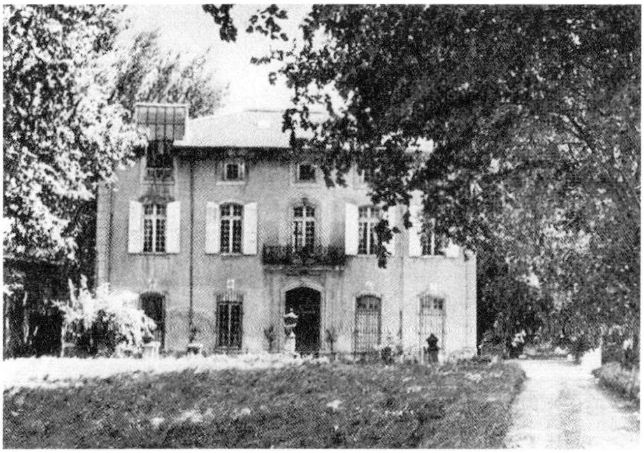

Der Jas de Bouffan, Landsitz der Eltern. Hier durfte sich Cézanne als Jugendlicher sein eigenes Atelier einrichten.

Unten:
Cézanne vor dem Gemälde der Badenden, Photographie um 1904 von Emile Bernard

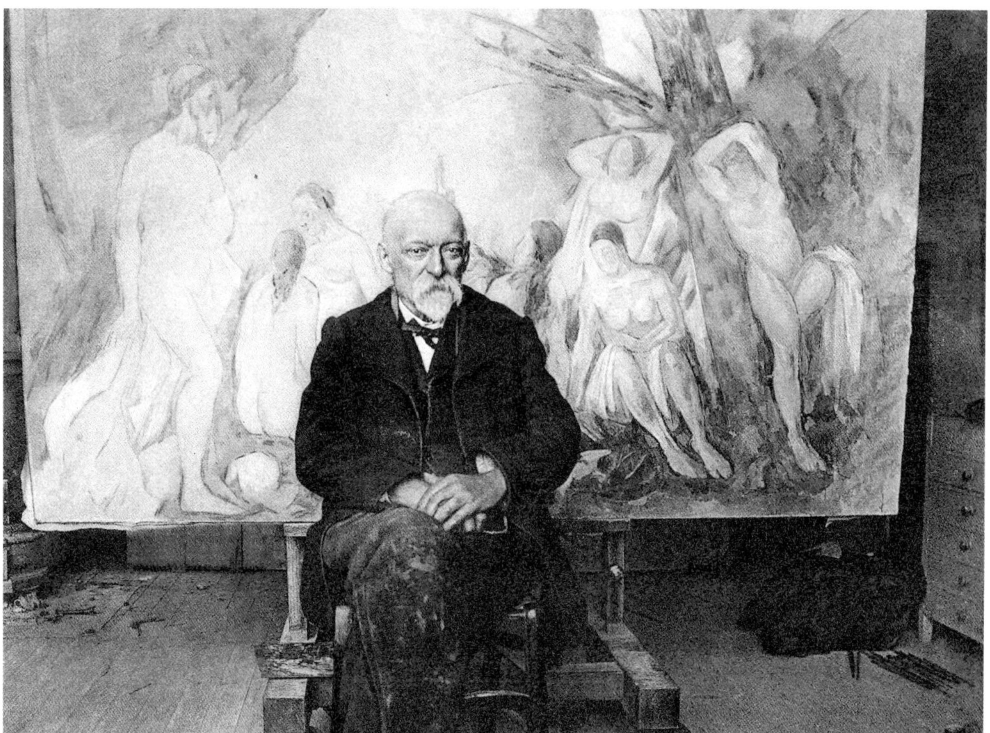

1889
Im Juni Besuch bei Chocquet in Hattenville. Ab dem Sommer vorwiegend in Aix. Besuch von Auguste Renoir, mit dem er in Montbriand malt.

1890
Ausstellung bei ›Les xx‹ in Brüssel mit drei Bildern. In Paris zieht er in die Avenue d'Orléans um. Verbringt den Sommer über mit seiner Familie in der französischen Schweiz. Anschließend in Aix. Seine Erkrankung an Diabetes macht sich bemerkbar.

1891
Lebt bei seiner Mutter im ›Jas de Bouffan‹, während Horteuse und Sohn Paul in Aix untergebracht sind. Fahrten nach Paris und Fontainebleau. Cézanne bekennt sich zum Katholizismus.

1892
Lebt abwechselnd in Aix und Paris, 2, Rue des Lions-Saint-Paul. Malt im Wald von Fontainebleau und kauft ein Haus in dem Dorf Marlotte.

1893
Aufenthalt in Aix, Paris, Marlotte.

1894
Arbeitet in Avon, Barbizon und Mennecy. Im Frühjahr Alfortville, im Herbst bei Monet in Giverny.

1895
Von Januar bis Juni in Paris, Rue Bonaparte, ab Juni in Aix. Von November bis Mitte Dezember veranstaltet der Kunsthändler Vollard (1865–1939) in seiner Galerie die erste Cézanne-Ausstellung.

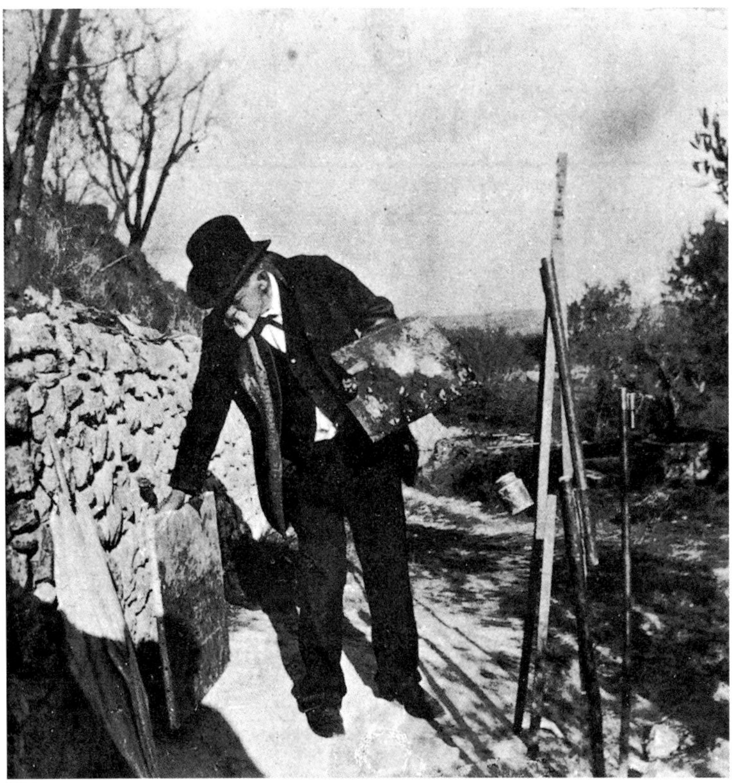

Malen in freier Natur: Cézanne auf dem Hügel von Les Lauves, Photographien um 1905

1896
Im Juni zur Kur in Vichy, Juli bis August in Talloires am Lac d'Annecy und ab September wieder in Paris, Rue des Dames.

1897
Umzug nach 73, Rue Saint-Lazare. Im Mai in Mennecy, ab Juni in Aix; malt häufig in Le Tholonet und im Steinbruch Bibémus. Am 25. Oktober stirbt seine Mutter.

1898
Zunächst in Aix. Besuch in Montgéroult, Seine-et-Oise, in Marines bei Pontoise, in Marlotte und in Montigny-sur-Loing. Vom Sommer bis Ende des Jahres zum letzten Mal für längere Zeit in Paris, 5, Rue Hégésippe-Moreau.

1899
Im Herbst zurück nach Aix. Am 25. November wird der ›Jas de Bouffan‹ verkauft. Versteigerung von zwei Werken bringt Cézanne erstmals finanziellen Erfolg.

1900
Drei Bilder Cézannes werden auf der Pariser Jahrhundertausstellung während der Pariser Weltausstellung gezeigt. Erste Cézanne-Ausstellung in Deutschland bei Cassirer in Berlin.

1901
Cézanne kauft am 18. November ein Grundstück am Chemin des Lauves im Norden von Aix.

1902
Bau des Ateliergebäudes am Chemin des Lauves durch den lokalen Architekten Morgues; im September ist es bezugsfertig. Im Herbst Reise in die Cévennen. In seinem endgültigen Testament setzt Cézanne seinen Sohn als Alleinerben ein. Zola stirbt am 29. September in Paris; als Cézanne davon erfährt, ist er tief bewegt.

1904
Von März bis April Besuch des jungen Malers Emile Bernard (1868–1941) in Aix. Mit dreißig Gemälden im Salon d'Automne vertreten, reist Cézanne nach Paris und malt in der Gegend von Fontainebleau.

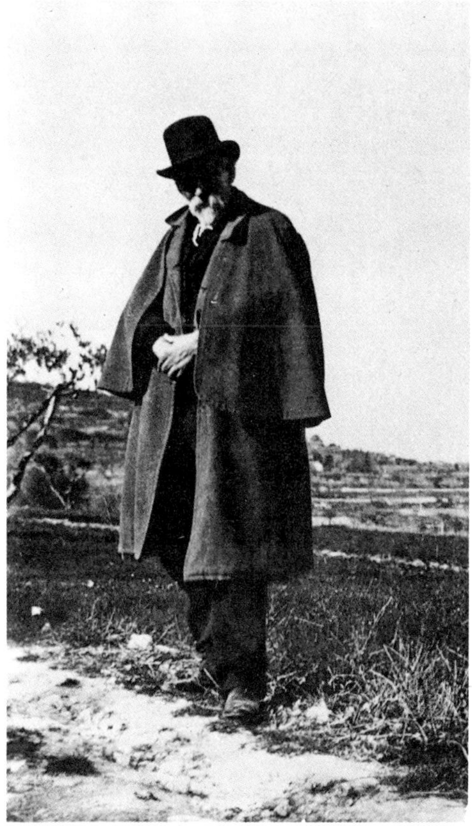

1905
Im Sommer arbeitet er im Wald von Fontainebleau. Maurice Denis (1870–1943) und Emile Bernard besuchen ihn im März.

1906
Im Januar Besuch von Maurice Denis und Ker-Xavier Roussel (1867–1944) in Aix. Karl Ernst Osthaus (1874–1921) sucht ihn im April auf und kauft zwei Bilder für das Folkwang-Museum. Im Sommer Bronchitisanfall. Paul Cézanne stirbt am 22. Oktober in Aix.

1907
Große Gedächtnisausstellung im ›Salon d'Automne‹ in Paris mit 56 Gemälden. Cézanne gilt nun als ›Vater der Moderne‹.

Anmerkungen

1 Joachim Gasquet in einer Buchbesprechung zu Charles de Ribbe, ›La Société provençale à la fin du moyen-âge‹. In: *Les mois dorés* (März/April 1898). Zitiert nach: *Paul Cézanne, Briefe*, Zürich 1979, S. 246f.

2 Brief an Henri Gasquet vom 23.12.1898. In: *Paul Cézanne, Briefe*, S. 249f.

3 Brief Cézannes an Victor Chocquet vom 11. Mai 1886. In: *Paul Cézanne, Briefe*, S. 212.

4 a.a.O.

5 Vers im Brief an Emile Zola vom 9. Juli 1858. In: *Paul Cézanne, Briefe*, S. 25.

6 Emile Zola, *Das Werk*, München 1976, S. 45, S. 50f.

7 Brief von Zola an Baille vom 20. Februar 1860. In: *Paul Cézanne, Briefe*, S. 57.

8 Zitiert nach Christoph Wetzel, *Paul Cézanne. Leben und Werk*, Stuttgart und Zürich 1984, S. 9. Es handelt sich in der ›Eroberung von Plassans‹ um den 4. Band des Romanzyklus ›Les Rougon-Macquart‹ von 1874.

9 Emile Zola, *Das Glück der Familie Rougon*, München 1974, S. 54ff.

10 a.a.O., S. 109f.

11 Vers im Brief an Emile Zola vom 7. Dezember 1858. In: *Paul Cézanne, Briefe*, S. 33.

12 Brief an Joseph Huot vom 4. Juni 1861. In: *Paul Cézanne, Briefe*, S. 87.

13 Brief an Emile Zola vom Oktober 1866, a.a.O., S. 113.

14 Emile Zola, *Mes haines*, Paris 1879, Reprint Paris, Gent 1979, S. 229: »J'exprimerai toute ma pensée en disant qu'une oeuvre d'art est un coin de la création vu à travers un tempérament.«

15 Beide Zitate in: *Paul Cézanne, Briefe*, S. 115 und 134f.

16 Brief an Emile Zola vom 23. März 1878, a.a.O., S. 147.

17 Brief an Emile Zola vom 28. März 1878, a.a.O., S. 148.

18 Ambroise Vollard, *Paul Cézanne*, Zürich 1960, S. 21.

19 In der folgenden Interpretation stütze ich mich auf Hajo Düchting, *Paul Cézanne, Natur und Kunst*, S. 58ff.

20 Cézannes Berührung mit dem Impressionismus siehe: *Hajo Düchting*, a.a.O., S. 75.

21 Brief an Emile Zola vom 24. September 1878. In: *Paul Cézanne, Briefe*, S. 160f.

22 Brief an Camille Pissarro vom 2. Juli 1876, a.a.O., S. 141f.

23 Mary Louise Krumrine, *Paul Cézanne. Die Badenden*. Ausst.-Kat. Basel 1989. S. 244–253 Glossar der einzelnen Figuren.

24 Für eine eingehendere Analyse der Werkgruppe der Badenden siehe: Mary Louise Krumrine, a.a.O.

25 Für die Entwicklung des Kubismus durch Picasso und Braque war die Auseinandersetzung mit Cézanne von entscheidender Bedeutung. Die von den Kubisten später perfektionierte Polyperspektive der Bildgegenstände ist bei Cézanne schon angelegt. Siehe Kubismusforschung. Stellvertretend seien genannt: Pierre Daix, *Der Kubismus in Wort und Bild*, Genf 1982; Robert Rosenblum, *Cubism and Twentieth-Century Art*, New York 1976 sowie William Rubin, *Picasso und Braque. Die Geburt des Kubismus*, München 1990.

26 Joachim Gasquet, ›Was er mir gesagt hat‹. In: *Gespräche mit Cézanne*, S. 137.

27 Paul Cézanne nach Léo Larguier. Auszüge aus: *Le dimanche avec Paul Cézanne*, a.a.O., S. 34.

28 Zitiert nach: John Rewald, *Cézanne. Biographie*, Köln 1986, S. 93.

29 Brief an Zola vom 19. Dezember 1878. In: *Paul Cézanne, Briefe*, S. 165.

30 Zum Kubismus siehe Anmerkung 25.

31 Brief an Emile Bernard vom 15. April 1904. In: *Paul Cézanne, Briefe*, S. 281.

32 a.a.O., S. 196. 1876 nennt Cézanne in einem Brief an Pissarro folgende Adresse in L'Estaque: Maison Girard (genannt Belle), Place de L'Eglise à L'Estaque, Banlieu de Marseille. 1878 dagegen übernachtete er in Marseille und pendelte jeden Tag hin und her.

33 Brief an Fräulein Conil vom 1. September 1902, a.a.O., S. 272f.

34 Bief an Philippe Solari vom 23. Juli 1896, a.a.O., S. 234.

35 Jules Borély: ›Cézanne in Aix‹. In: *Gespräche mit Cézanne*. Hrsg. von Michael Doran, Zürich 1982, S. 38f.

36 Brief an Emile Bernard von 1905. In: *Paul Cézanne, Briefe*, S. 294.

37 Vgl. John Rewald, *Cézanne*, S. 241ff.

38 Joachim Gasquet in der Zeitschrift ›Les mois dorés‹, 1896. In: *Paul Cézanne, Briefe*, S. 232.

39 Brief an Emile Bernard vom 23. Oktober 1905, a.a.O., S. 295.

40 Emile Bernard, ›Gespräch mit Cézanne‹. In: *Gespräche mit Cézanne*, S. 80.

41 Joachim Gasquet, *Was er mir gesagt hat*, a.a.O., S. 136.

42 a.a.O., S. 140.

43 Brief an Paul Cézanne jr. vom 13. Oktober 1906. In: *Paul Cézanne, Briefe*, S. 311.

Literatur

Adriani, Götz, *Paul Cézanne. Zeichnungen,* Köln 1978

Adriani, Götz, *Paul Cézanne. Aquarelle,* Köln 1981

Adriani, Götz, *Paul Cézanne. Gemälde,* Köln 1993

Arrouye, Jean, *La Provence de Cézanne,* Aix-en-Provence 1982

Badt, Kurt, *Die Kunst Cézannes,* München 1956

Badt, Kurt, *Das Spätwerk Cézannes,* Konstanz 1971

Beucken, Jean de, *Cézanne. Eine Bildbiographie,* München 1960

Boehm, Gottfried, *Paul Cézanne. Montagne Sainte-Victoire,* Frankfurt 1988

Brion, Marcel, *Paul Cézanne,* Mailand 1974

Cézanne, Paul, *Über die Kunst. Gespräche mit Gasquet, Briefe,* Hrsg. von Walter Hess, München 1980

Cézanne, Paul, *Briefe.* Neue, erg. und verb. Ausg. der gesammelten Briefe von und an Paul Cézanne, übertr. und hrsg. von John Rewald, Zürich 1962

Cézanne. *The Late Work,* Ausst.-Kat. New York und Houston 1977–1978

Cézanne. *The Early Years 1859–1872.* Ausst.-Kat. London, Paris, Washington 1988/89

Doran, Michael, *Gespräche mit Cézanne,* Zürich 1982

Dorival, Bernard, *Cézanne,* Hamburg 1949

Düchting, Hajo, *Paul Cézanne. 1839–1906. Natur wird Kunst,* Köln 1990

Elgar, Frank, *Cézanne,* Paris 1968

Frank, Paul, *Paul Cézanne,* Reinbek 1986

Fry, Roger, *Cézanne. A study of his development,* London 1927

Graber, Hans, *Paul Cézanne. Nach eigenen und fremden Zeugnissen,* Basel 1942

Leonhard, Kurt, *Paul Cézanne,* Reinbek 1966

Meyer, Schapiro, *Paul Cézanne,* Köln 1974

Novotny, Fritz, *Cézanne und das Ende der wissenschaftlichen Perspektive,* Wien 1938

Perruchot, Henri, *Cézanne. Eine Biographie,* Esslingen 1957

Rewald, John, *Cézanne Correspondence,* Paris 1937

Rewald, John, *Cézanne. Sa vie, son œuvre, son amitié pour Zola,* Paris 1939

Rewald, John, *Paul Cézanne,* Köln 1986

Rilke, Rainer Maria, *Briefe über Cézanne.* Hrsg. von Clara Rilke, Nachwort von W. Petzet, Frankfurt 1983

Venturi, Lionello, *Cézanne, son art, son œuvre.* 2 Bde., Paris 1936

Venturi, Lionello, *Paul Cézanne,* New York 1978

Vollard, Ambroise, *Paul Cézanne,* Paris 1914, München 1921

Vollard, Ambroise, *Paul Cézanne, Gespräche und Erinnerungen,* Zürich 1960

Wetzel, Christoph, *Paul Cézanne. Leben und Werk,* Stuttgart, Zürich 1984

Zola, Emile, *L'Œuvre.* ›*Das Werk*‹. Ins Deutsche übertragen von Hans Balzer, Nachwort von Thilo Schober, München 1976

Verzeichnis der Abbildungen

Geordnet nach der Reihenfolge im Text

Nachmittag in Neapel (Der Rumpunsch) 1876-77
Öl auf Leinwand, 37 x 45 cm
Australian National Gallery, Canberra
Seite 33

Eine moderne Olympia 1872-73
Öl auf Leinwand, 46 x 55,5 cm
Musée d'Orsay, Paris
Seite 35

Das Ewigweibliche 1875-77
Öl auf Leinwand, 43,2 x 53,3 cm
J. Paul Getty Museum, Malibu, Kalifornien
Seite 37

Hortense Fiquet im roten Sessel 1877-78
Öl auf Leinwand, 72,5 x 56 cm
Museum of Fine Arts, Bequest of Robert Treat Paine
Seite 39

Schneeschmelze in L'Estaque um 1870
Öl auf Leinwand, 72,5 x 92 cm
Privatsammlung, Schweiz
Seite 40

Der Bahndurchstich um 1870
Öl auf Leinwand, 80 x 129 cm
Neue Pinakothek, München
Seite 42/43

Das Haus des Gehängten bei Auvers um 1873
Öl auf Leinwand, 55 x 66 cm
Paris, Musée d'Orsay
Seite 44

Blick auf Auvers um 1874
Öl auf Leinwand, 65,2 x 81,3 cm
The Art Institute of Chicago, Sammlung Mr. and Mrs. Lewis Larned Coburn
Seite 46

Bäume im Park des Jas de Bouffan 1875-76
Öl auf Leinwand, 55,5 x 73,5 cm
Sammlung Mr. und Mrs. Thomas, Florida
Seite 47

Das Meer bei L'Estaque 1878-79
Öl auf Leinwand, 73 x 92 cm
Musée Picasso, Paris
Seite 48/49

Das Meer bei L'Estaque 1876
Öl auf Leinwand, 42 x 59 cm
Fondation Rau pour le Tiers-Monde, Zürich
Seite 50/51

Fünf männliche Badende 1900-04
Öl auf Leinwand, 42,2 x 55 cm
Stephen Hahn Collection, New York
Seite 52

Die großen Badenden 1895-1904
Öl auf Leinwand, 127 x 196 cm
National Gallery of Art, London
Seite 53

Sieben männliche Badende 1896-97
Öl auf Leinwand, 37,5 x 45,5 cm
Sammlung Beyeler, Basel
Seite 54/55

Stilleben mit Granatapfel 1902-06
Aquarell über Bleistift, 31,5 x 47,6 cm
Sammlung Beyeler, Basel
Seite 56

Stilleben mit Ingwertopf, Kürbis und Auberginen 1893-94
Öl auf Leinwand, 72,4 x 91,4 cm
The Metropolitan Museum of Art, New York
Seite 57

Stilleben mit Fayencekrug 1900-05
Öl auf Leinwand, 54,7 x 74 cm
Staatliche Eremitage, Sankt Petersburg
Seite 58/59

Jas de Bouffan 1885-87
Öl auf Leinwand, 60,5 x 73,5 cm
Národní Galerie, Prag
Seite 60

Kastanienbäume im Jas de Bouffan im Winter 1885-86
Öl auf Leinwand, 73,8 x 93 cm
Minneapolis Institute of Art, Minneapolis
Seite 63

Kastanienbäume und Wirtschaftsgebäude des Jas de Bouffan 1885-87
Öl auf Leinwand, 65,5 x 81,3 cm
Privatbesitz
Seite 64

Haus mit rotem Dach. Das Anwesen Jas de Bouffan um 1887
Öl auf Leinwand, 73,5 x 92,5 cm
Privatbesitz
Seite 65

Bassin und Waschplatz im Jas de Bouffan 1880-90
Öl auf Leinwand, 64,8 x 80,9
The Metropolitan Museum of Art, New York
Seite 66/67

Die Eisenbahnbrücke bei L'Estaque 1883
Öl auf Leinwand, 54 x 66 cm
Art Museum Ateneum, Helsinki
Seite 69

Blick auf L'Estaque und das Château d'If 1883-85
Öl auf Leinwand, 71 x 58 cm
Fitzwilliam Museum, Cambridge
Seite 71

Der Mont Sainte-Victoire, von der Straße nach Le Tholonet aus gesehen um 1900

Photographie
Seite 108

Der Jas de Bouffan, der Landsitz der Familie Cézanne, vom Garten aus gesehen um 1930

Photographie
Seite 109

Cézanne im Atelier des Lauves vor dem Gemälde der Badenden 1904

Photographie von Emile Bernard
Seite 109

Cézanne auf dem Hügel von Les Lauves 1905

Photographie von Emile Bernard
Seite 110

Cézanne auf dem Hügel von Les Lauves 1905

Photographie von Emile Bernard
Seite 111

Photonachweis

Fitzwilliam Museum, Cambridge: Seite 71
Galerie Beyeler, Basel: Seite 54/55
The Museum of Modern Art, New York: Seite 84/85
Nelson-Atkins Museum of Art, Kansas City, Missouri: Seite 92/93
Photographie Giraudon, Vanves: Seite 4 (Bridgeman), 11/12, 48/49, 74/75 (Lauros)

Auf dem Einband:

Vorderseite: Blick auf L'Estaque und das Château d'If, 1883–85, Detail (vgl. Seite 71)
Rücken: Acht weibliche Badende, 1895–96, Detail, Musée Granet, Aix-en-Provence

Frontispiz: Cézanne bei Auvers-sur-Oise, 1873, Photographie

Die Deutsche Bibliothek – CIP-Einheitsaufnahme
Schmitt, Evmarie:
Cézanne in der Provence / Evmarie Schmitt.
München: Prestel, 1995 (Pegasus)
NE: Cézanne, Paul [Ill.]

Prestel-Verlag · Mandlstraße 26 · 80802 München
Telefon 089/381709-0 · Telefax 089/38170935

Einbandgestaltung: F. Lüdtke, A. Graschberger, A. Ehmke, München
Satz: Reinhard Amann, Aichstetten
Lithographie: Eurocrom
Gesetzt aus der Baskerville
Druck und Bindung: Passavia Druckerei GmbH Passau

Printed in Germany

ISBN 3-7913-1444-0 (Deutsche Ausgabe)
ISBN 3-7913-1451-3 (Englische Ausgabe)